Sexually
transmitted
diseases

感染症・ワクチン開発の
専門家が語る

性感染症から子どもを守るために大切なこと

原因から症状・治療法・
検査・予防・教育法まで

横浜市立大学名誉教授
奥田研爾
Kenji Okuda

現代書林

はじめに

「日本は性感染症大国になっている」

こんなことを言われても、「まさか」「フェイクニュースでしょ」と思う人がほとんどではないでしょうか。性感染症は性行為と直結する病気のため、恥ずかしい、後ろめたい、人前で口に出すのがはばかられる、というイメージがあり、人々の話題になりにくいのかもしれません。しかし、現在の日本には性感染症が蔓延しているのです。

性感染症のなかでも梅毒の急増が目立ちます。国立感染症研究所の２０１８年の統計では、梅毒患者は8年前に比べ約11倍に増加しています。梅毒は「昔の病気」と思っている人が多いでしょうが、現在の日本の若者の間ですさまじい勢いで増えているのです。

また、クラミジア感染症は、女性がかかると不妊症になることもある重大な感染症ですが、毎年45～50万人が新たに感染していると推計されています。高校生10人に1人がクラミジア感染症にかかっているというデータもあります。ＨＩＶ（ヒト免疫不全ウイルス）感染症も、毎年約１０００人が新たに感染していると思われます。日本では薬害エイズの問題が解決されて関心が低くなっていますが、ＨＩＶの累計の感染者は増える一方なのです。

長年、ワクチンや感染症の研究をしてきた私にとって、このような性感染症の蔓延は見過ごすことができません。

私は富山県のある小さな村で、両親ともに学校の先生の六男として生まれました。医師を志したのは、兄の1人が結核を患って1年間療養したこと、別の兄が小児麻痺で足が少し不自由になったことなどで、病気の大変さを痛感した母が私たち子どもに「医者になって、多くの人の病を治して」と日頃から言っていたことが影響しているように思います。

横浜市立大学医学部にて勉強を始めましたが、病気の人々を治す大切さと同時に、病気を予防するワクチンを作ることで、世界中の多くの人々の命を救えるのではないかと考えるようになったのです。

大学卒業後は大学院に入り、細菌学・免疫学の研究を行いました。次に、アメリカのワシントン大学、さらにメイヨー・クリニックでアシスタント・プロフェッサーとして免疫遺伝学の研究を続けました。その後、アメリカのハーバード大学のベネセラフ教授（私の留学時にノーベル生理学・医学賞受賞）からアシスタント・プロフェッサーとして招聘されました。ハーバード大学時代に行った免疫遺伝学の研究は、科学雑誌『ネイチャー』などに多数掲載されました。米国留学から母校に戻ると、教授となって母校の研究レベルを引き上げようと、いろいろなことを行いました。

１９８０年代に入ると、ＨＩＶ感染によるエイズが発症し、世界中を震撼させました。当時はエイズを発症すると、ほとんどの人が命を落とす難病でした。私は一日も早くエイズ予防ワクチンを開発しなければという強い使命感を抱いて、ワクチン開発の研究を始め『ネイチャー』などに研究結果を発表していましたが、さまざまな事情で国内では研究を進めることができなくなり、海外の研究者と共同で行うことになりました。しかし、ワクチン開発の道のりは長く険しく、私ばかりでなく世界中の研究者の開発も動物実験までたどり着いても、いまだに最終的なワクチンの完成には至っていません。

母校の教職を退任した後、横浜市内で患者さんを治そうと内科を開業し、臨床医として地域医療に貢献するとともに、ワクチン研究所を併設してエイズ予防ワクチンをはじめ、さまざまなワクチンの研究を現在も継続して行っており、ワクチン開発への志は今も持っています。

病を予防する予防医学で人々の役に立ちたいと、長年ワクチンや感染症を研究してきた私は、最近の日本で若い世代に性感染症が広がっていることに強い危機感を覚えるようになりました。性感染症は知識があればある程度予防でき、感染しても早期に適切に治療すれば、ほとんどの場合、治癒します。そのことを知らずに、性感染症にかかってしまう若者が急増していること、恥ずかしさなどから医療機関を受診していない罹患者も大勢いることが残念でなりません。

性感染症の蔓延の背景として、性経験の低年齢化があります。性感染症は性行為によって発症しますが、日本性教育協会が2017年に行った調査では、男子高校生の10%以上、女子高校生の20%近くが性経験ありと答えています。

一方で、わが国の中学校や高校では系統的な性教育が十分行われているとはいえず、世界的にみて日本は性教育の後進国とされています。学校で正しい性知識を学ぶ機会がないまま、インターネットが普及した現在、子どもたちはパソコンやスマートフォンなどのネット環境で簡単に性情報を得られるようになっています。周囲には性情報が掲載された雑誌や漫画、アダルトコンテンツなどもあふれています。日本は「性教育の後進国、性産業の先進国」と言われるような状況にあるのです。

正しい知識がなければ、事実と誤ったことを判断できません。インターネットなどで得た不正確な知識や、友人や先輩などの口コミ情報を信じて、そのまま性行為に走ってしまえば、性感染症にかかるリスクは高まります。

現在では、診療を受ければ性感染症の多くは完治しますが、女性が性感染症に罹患した場合、無治療のまま放置すれば不妊症の大きな原因にもなります。性感染症の蔓延は、少子化という問題も引き起こしているといってよいでしょう。

これだけ性感染症のリスクが若い世代にあるのですが、一般の家庭では危機感を持っていないようです。ニュースなどで見聞きすることはあっても、「うちの子に限って」と思う親がほとんどなのではないでしょうか。

しかし、前述した2017年の調査では大学生の半数近くが性経験を持っています。必ずしも「性感染症になどかかっていない」とは言い切れないのではないでしょうか。中学生や高校生に性感染症の予防や検診の大切さ、性感染症にかかってしまったときの対処法、自分の人生への影響などについて伝える必要があります。

子どもには健やかに成長する権利があります。「思春期の子どもに性の話はしにくい」と感じている親や教師が多いでしょう。しかし、子どもに性感染症の正しい知識を伝えるのは、子どもの健康を守るために必要なことです。

10～20代の子どもを持つ親世代の方、中学校や高校の教師など教育関係者の方に、性感染症が広がっている現状を認識していただき、性感染症とはどのような病気か知っていただければと思い、本書を執筆しました。さらに、性感染症にかかっているかもしれないと不安に思っている若い社会人の方、性感染症がこれほど拡大していることをご存知ない医療関係者の方にも読んでいただければと思います。

また、医学の世界は日進月歩です。とくにゲノム医療と呼ばれる遺伝子レベルの研究は、5年前の知見が古いと感じるほどのスピードで進んでいます。性感染症についても、遺伝子検査の郵送キットなどが開発されています。有効性など、まだ発展途上の段階ではありますが、淋菌、梅毒、クラミジアなどは郵送キットを使って自分で感染の有無を調べたうえで医師のもとで正しい治療を受ける――そんな時代になりつつあるのではないでしょうか。本書では、そんな新しい時代の動きもお伝えしたいと思いました。

性感染症の蔓延に関する客観的データを集め、性感染症について専門用語の説明を加えるなど、できるだけわかりやすい表現を心掛けました。いかにすれば、現在流行している性感染症を抑え込むことができるかについても私見を述べました。

性感染症の正しい知識を、適切な機会に子どもたちに伝えていただくことを心から願っています。

2020年3月

横浜市立大学名誉教授　**奥田　研爾**

Contents

目次

はじめに　3

第1章◉知ってほしい性感染症の実態

しのびよる性感染症①　梅毒患者は8年で11倍に！　20
しのびよる性感染症②　高校生10人に1人がクラミジア感染症に！　22
しのびよる性感染症③　10代半ばから罹患している！　24
性感染症増加の裏には…①　外国人観光客の増加　28
性感染症増加の裏には…②　SNSによる不特定多数との性交渉も　30
性感染症増加の裏には…③　オーラルセックスなど性行為の多様化　31
性感染症増加の裏には…④　コンドームでは感染を防ぎきれないことも　32
性感染症増加の裏には…⑤　無店舗型の性風俗産業の増加　33
性感染症増加の裏には…⑥　20代女性の貧困　35

他人事ではない性感染症　38
予防の重要性①　性感染症は不妊の要因になるほか産道感染で新生児に感染も　39
予防の重要性②　HIV感染症の合併症や子宮頸がんで死亡することも　41
なかなか気付かない、やっかいな性感染症　42
感染の拡大・再発防止のために①　リスク管理の徹底、そして症状が出たらすぐ病院へ　45
感染の拡大・再発防止のために②　保健所の無料検査の利用も　47
感染の拡大・再発防止のために③　郵送検査キットの利用も考えて　48
感染の拡大・再発防止のために④　感染がわかったらパートナーへ正直に伝える勇気を　53
性感染症の歴史①　梅毒はコロンブスの新大陸探検隊員のおみやげか？　55
性感染症の歴史②　南蛮貿易で日本に伝わった梅毒　57
性感染症の歴史③　梅毒は江戸時代に蔓延していた！　58
性感染症の歴史④　梅毒は国家管理に　59
性感染症の歴史⑤　画期的なペニシリンによる梅毒治療　61

第2章◉主な性感染症を知る——症状、検査法、治療法

Ⅰ．梅毒　68
世界で630万人が新たに感染　68
原因菌と感染経路　キスでも移るかもしれない　69
症状第1期　3週間の潜伏期間を経て初期症状が現れる　70
症状第2期　ピンクのバラ疹などが出現　72
症状第3～4期　第3期にはゴム腫、第4期には大動脈瘤や進行麻痺も　73
HIV感染者が併発する梅毒の特徴　74
母子感染による先天梅毒　74
検査　2種類の血液検査を組み合わせて診断　76
治療　ペニシリン系の抗菌薬を服用　78
Ⅱ．性器クラミジア感染症　80
わが国で最も多い性感染症　80
原因菌と感染経路　性器だけでなく喉や目に発症することも　82

症状（男性）　尿道炎を発症することが多い　83
症状（女性）　子宮頸管炎から子宮内部に広がり、不妊症になるおそれも　85
検査　確度の高い遺伝子検査が普及　86
治療　抗菌薬の内服が基本　87

Ⅲ．HIV感染症　89

日本では毎年HIVに1000人が感染し、400人は「いきなりエイズ」を発症　89
HIVは男性の同性間の性的接触による感染が多い　91
世界では3790万人がHIVに感染　93
HIV・エイズの歴史①　1981年、突然現れたエイズ　94
HIV・エイズの歴史②　薬害エイズの悲劇　96
原因菌と感染経路　HIVの起源はアフリカのサル　99
症状①　感染初期から無症候期へ―インフルエンザのような症状が出て消失　101
症状②　エイズ発症―日和見感染症などを発症　101
検査　感染初期は偽陰性になるので要注意！　104
治療　多剤併用療法が標準治療に　106

Contents

Ⅳ．尖圭コンジローマおよび子宮頸がん　110
20代に多く発症　110
原因菌と感染経路　ローリスク型HPVが原因菌　110
症状　カリフラワー状のいぼができる　112
検査　視診が基本、確定診断には遺伝子検査　112
治療　塗布薬と外科治療　113
HPV感染による子宮頸がん　114

Ⅴ．淋菌感染症　118
20代の感染者が全体の40％　118
原因菌と感染経路　1回の性行為で30％の感染率　119
症状　男性は尿道炎、女性は子宮頸管炎を発症　119
検査　培養検査あるいは淋菌の遺伝子検査　120
治療　耐性菌の出現が問題に　120

Ⅵ．性器ヘルペスウイルス感染症　122
一度感染すると体内に棲みつき、再発を繰り返す　122

原因菌と感染経路　感染力の強い単純ヘルペスウイルス　123
症状　水疱ができ、やがて潰瘍に　124
検査　水疱から感染細胞を採取して検査　125
治療　抗ヘルペスウイルス薬投与が基本　125
Ⅶ．その他の性感染症　126
トリコモナス症／毛じらみ／C型肝炎／疥癬（かいせん）／カンジダ症

第3章 ◉ 性感染症を防ぐために改善するべきこと

妊婦が感染すると胎児への影響も　130
性感染症の教育は高校生からでは遅い　132
子どもはインターネットで性情報を収集　135
性教育は少子化対策にも非常に大切　136
中学校でも積極的な性教育の動きが出てきた　138
性教育による確実な効果　140

Contents

医師などの医療従事者も性教育に協力を　142
幅広い診療科で性感染症の早期発見を　144
子どもには健やかに成長する権利がある　147
性のプラスのイメージを伝えるのも親の役割　151
子どもが相談できる環境づくりを　152
国による学術研究費の拡充を　153

〈寄り道コラム〉
①性感染症と医療財政　42
②進化している性感染症の検査　51
③ブライダルチェックで性感染症の検査も　54
④勇猛果敢な戦国武将も梅毒で死んだ!?　64
⑤フランスとアメリカの大統領が政治決着したエイズウイルス発見と特許権争い　97
⑥私のエイズワクチンへの挑戦　107
⑦WHOも日本に警告。HPV感染による子宮頸がんの予防にワクチンは必要　115

⑧ エイズ拡大防止策として検討された「国際セクシュアリティ教育ガイダンス」 133
おわりに 160
参考文献 164

第1章

知ってほしい性感染症の実態

しのびよる性感染症①

梅毒患者は8年で11倍に!

皆さんは梅毒という病気をご存知ですか?

若い人たちは名前を聞いたこともないかもしれませんが、2010年以降、日本で梅毒の感染者が急増しています。梅毒患者が受診した場合、医療機関は最寄りの保健所を通じて都道府県知事に届け出ることが義務付けられていて、国立感染症研究所の感染症情報センターで集計されています。2010年に621人だった梅毒患者は、2015年には2690人に、2018年には7001人と、たった8年間で約11倍に増えています。

第二次世界大戦前は梅毒患者が多数存在していましたが、ペニシリンによる治療が普及してからは急速に減っていきました。1960年代半ばに世界的な流行があり、日本でも1万人を超える患者が出ましたが、その後は下火になり、1987年に3000人近くに達する再流行がありましたが、それ以降は年間1000人以下の時代が続いていたのです。

図1　梅毒患者数の年次推移

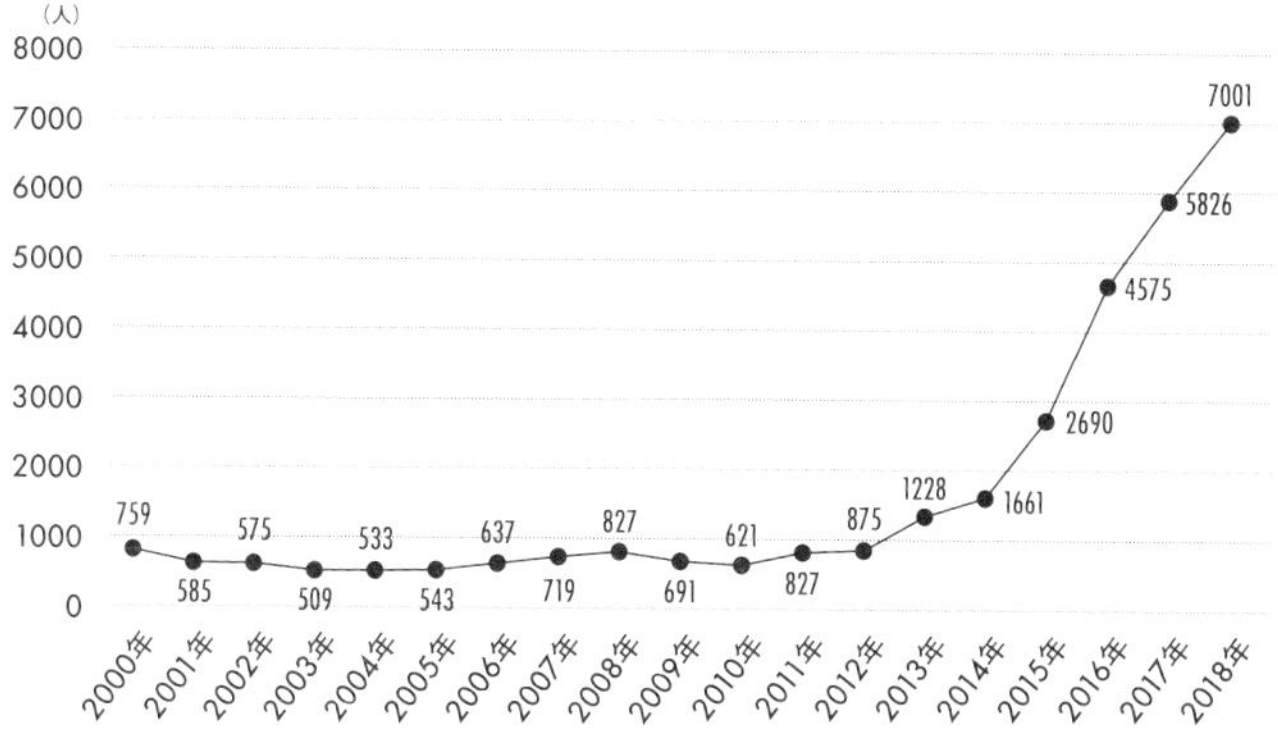

出典：厚生労働省「感染症発生動向調査」より

ところが、２０１３年に１０００人を超えてからは、うなぎ上りに増える一方です。

とくに女性患者が急増していて、２０１０年に１２４人だったのが２０１８年には２４１３人と19倍以上の伸びです。男女比を見ると、２０１０年には女性が男性の４分の１であったのに、２０１８年には男性の半数近くにまで増えています（**図１・図２**）。

２０１８年の年代別データを見ると、男性は20～50代と幅広く患者が存在しているのに対し、女性は10代後半から30代が中心です。とくに20～24歳が７５０人と全体の３分の１近くを占めているなど、若い女性の患者が目立ちます（69

図2　梅毒患者数の年次推移（男女別）

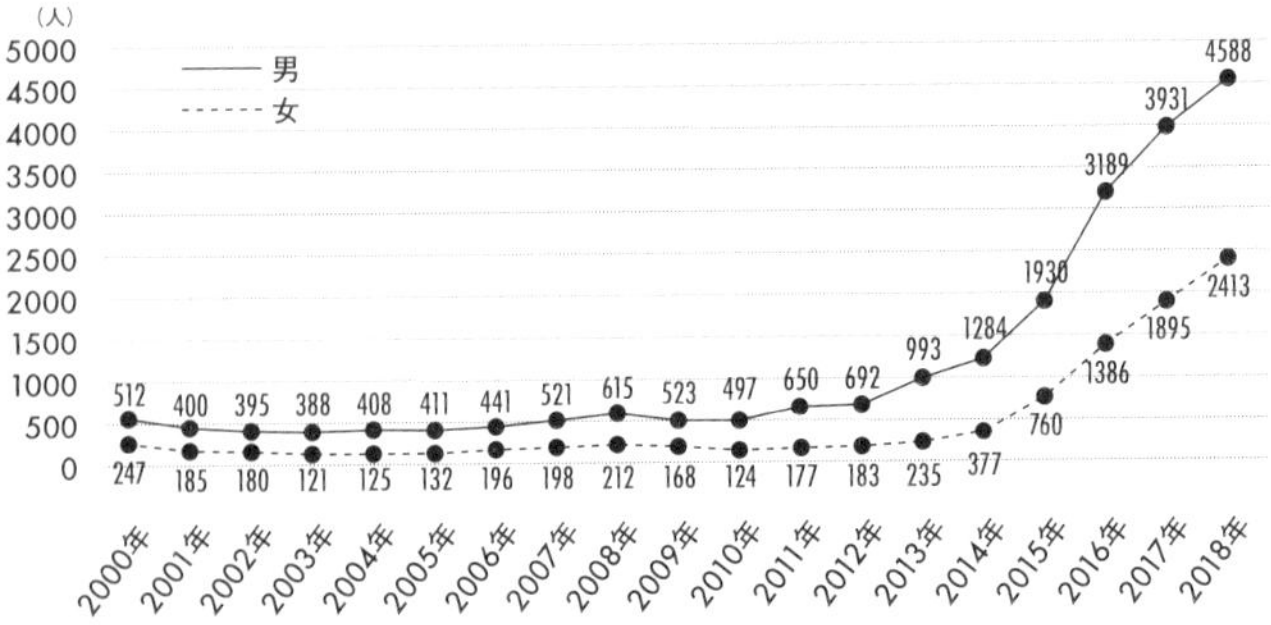

出典：厚生労働省「感染症発生動向調査」より

ページ参照）。

これらのデータは、医療機関を受診した患者に限られています。感染しても気付かない場合や、兆候に気付いても学生だと親に知られるのが嫌で健康保険を使うのをためらったり、治療費を考えて受診を避けたりする人も少なからずいるでしょう。実数はもっと多いはずというのが、性感染症の専門家たちの意見です。

しのびよる性感染症②
高校生10人に1人がクラミジア感染症に！

わが国で最も多い性感染症は性器クラミジア感染症（以下「クラミジア感染症」）です。初期には自覚症状がありませんが、病状が進むと男性では尿道炎を起こすことが多く、女性では子宮頸管炎や不妊症などを起こします。

罹患者数については、全国984（2018年）の医療機関が性器クラミジア感染症や性器ヘルペスウイルス感染症など4つの性感染症患者について都道府県知事に報告することになっていて、国立感染症研究所で集計されています。梅毒は全数報告ですが、こちらは定点観測なので実数は把握できず、全体の傾向をつかむための数字といえるでしょう。

国立感染症研究所の集計を見ると、クラミジア感染症は毎年2万5000人前後の報告がなされています。年代別では男性が20代から40代前半に多く、女性は10代後半から30代が多くなっています（81ページ参照）。

2012年に国立保健医療科学院統括研究官・今井博久氏が発表した調査（「若年者の性感染症の現状と予防」現代性教育研究ジャーナル No16）によると、18歳以上の大学生や専門学校の学生約1000人のなかで性経験者は73％いて、そのうちクラミジア感染症にかかっていたのは男性7・0％、女性9・1％でした。

同じく今井氏による約5500人の高校生を対象にした調査（前掲誌）では、クラミジア感染症にかかっていたのは男性6・7％、女性13・1％でした。つまり、高校生のおよそ10人に1人はクラミジア感染症にかかっていると推測されます。文部科学省の学校基本調査では2012年の高校生は約336万人なので、単純計算すれば高校生約30万人がクラミジア感染症にかかっていたということになります。

他の調査データなども検討して、クラミジア感染症は毎年45〜50万人が発症していると考えられています。

しのびよる性感染症③

10代半ばから罹患している！

前項の高校生10人に1人がクラミジア感染症にかかっているという調査結果は、読者の方にとっても驚きでしょう。しかし、他の性感染症も10代後半の罹患者は少なくありません。

たとえば、15〜19歳で2018年の性器ヘルペスウイルス感染者は281人、尖圭《せんけい》コンジローマ感染者は153人います。梅毒は2010年には8人でしたが、2018年には299人に増加しています。前述したように、梅毒以外は定点観測の数字であり、医療機関を受診しない10代も多いと推測でき、いずれも実数はかなり多いと考えられます。

性感染症は性行為によって感染する病気です。したがって性経験の低年齢化が進んで、10代半ばから性感染症が発生していることは疑いようのない事実です。

日本性教育協会は1974年からほぼ6年おきに青少年の性行動・性意識について調査を行っていますが、最新の調査は2017年に行われています。全国で中学生約4500人、高校生約4300人、大学生約4200人から回答を得ています。性経験については左記のような結果でした。

・中学生　男子3・7%　女子4・5%
・高校生　男子13・6%　女子19・3%
・大学生　男子47・0%　女子36・7%

このデータを見る限り、男子高校生の7人に1人、女子高校生の5人に1人が性経験ありと考えられます。大人が思っている以上に、10代の性行為は広がっているのでしょう。したがって、10代半ばから性感染症にかかるケースがあることを、周囲の大人は認識しておくべきだと思います。

「東京など大都市に限ったことでは……」と思う読者もいるでしょうが、この調査は人口100万人以上の大都市、中都市、市町村と居住地のバランスを考えて学校を選んでおり、中学生～大学生までそれぞれ4000人を超える規模で調査をし、一定の信頼がおけるものと思われます。全国どこに住んでいても、10代の子どもが性感染症にかかる可能性があると思っていたほうがよいと思われます。

話が少し脇道にそれますが、このように性経験の低年齢化が進んでいるという事実がある以上、性感染症の予防のための性教育は中学校から必要ではないでしょうか。高校から始めたのでは遅いといえます。性教育の必要性については第3章で述べますが、もう1点、私が強調したいのは子宮頸がんのワクチン接種の必要性です。

子宮頸がんは、性交渉によってHPV（ヒトパピローマウイルス）の感染で発症します。

ＨＰＶには予防ワクチンがあり、世界１２０か国以上で接種が行われています。日本では２０１３年から国が接種を推奨する定期接種となり、性経験がまだと考えられる12～16歳の女子を対象としています。しかし、重い副反応とみられる症例が報道されたことから、積極的な推奨はしないけれど希望者には接種を行うというスタンスに変わりました。厚生労働省が専門家を集めて検討した結果、重い副反応が出るのは約８６０万接種に１回という頻度であり、定期接種を中止するほどリスクが高いわけではないが、ワクチンと副反応の因果関係を否定できないという理由でした。

しかし、子宮頸がんで死亡する人が年間２７９５人いる（２０１７年）ことを考えれば、医師として子宮頸がんのワクチン接種は必要だと考えます。もちろん、副反応の出ないワクチンの改良も必要と思われます。経口的、経膣的、経皮的、経鼻的な方法を考えればよいと思います。多くの動物を使用した私の経験からは、現状のものを使用するならば、皮内注射がこのワクチンではベストだと思います。皮内注射法は、免疫原性を強く高めます。

該当する年齢の女のお子さんのいる家庭では、ぜひ今からでもワクチン接種を検討していただきたいと思います。なお、子宮頸がんのワクチンについては、私が出版した『新型ワクチン』（創英社／三省堂書店）、『この「感染症」が人類を滅ぼす』（幻冬舎）および本書の第2章の115ページのコラムでも詳しく説明していますので参照ください。

性感染症増加の裏には…①
外国人観光客の増加

わが国で梅毒やクラミジア感染症などがこれほど広がっている理由は、はっきりとはわかっていません。しかし、蔓延を防ぐためには原因を探ることが急務です。そこで、いくつかの仮説が出ています。そのなかで有力な説とされているのが外国人観光客の増加です。

訪日外国人観光客の数ですが、日本政府観光局の統計によると2010年には861万人だったのが2013年に1036万人と1000万人を超え、2018年には3119万人に達しています。外国人観光客の増加は、ちょうど梅毒が増えていくペースと同じ軌跡を描いているのです（図3）。

図3　訪日外国人旅行者・出国日本人の年次推移

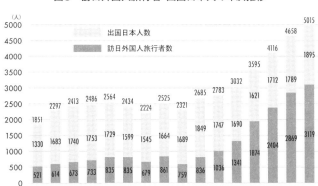

出典：日本政府観光局（JNTO）ホームページより

　後述しますが、もともと梅毒などの性感染症は、人々の移動によって感染が広がってきたという歴史があります。日本より先に欧米やアジアなどで梅毒患者が増えていることもあって、外国人観光客説が有力となっています。一例として、中国人の人口は日本人の約10倍ですが、２０１５年の中国の梅毒患者数は43万３９７４人と発表されていて、同年の日本人梅毒患者は２６９０人なので約１６０倍にもなります。性感染症患者の外国人観光客が性風俗産業を利用し、日本の性風俗産業従事者が感染し、そこから一般人に広がっていったという説です。

性感染症増加の裏には…②

SNSによる不特定多数との性交渉も

外国人観光客増加説と同じように有力な説となっているのがSNS普及説です。SNS（ソーシャルネットワーキングサービス）は、インターネットを介して人間関係を構築できる会員制のサービスの総称です。日本ではスマホが普及し始めた2010年頃からSNSを利用する人が増えました。

総務省の平成29年版情報通信白書によると、スマホの個人所有率は2011年に14・6%だったのが、2016年には56・8%と4倍になっています。そして、スマホでのインターネット利用に関する調査では、SNSを利用している時間が1日31分でいちばん長く、とくに10代では73分、20代で59分と、スマホ利用の中心世代になっています。

SNSはLINEやFacebookなどが代表的ですが、そのほかにも多くのサービスがあり、出会い系アプリのサービスも含まれています。出会い系アプリは2013年頃から爆発的に広まったようです。出会い系アプリがすべて性交渉を目的にしたものではありませんが、不特定多数の異性との接触の機会となり、性感染症が広がる場になったのではないかと言われています。時期的にスマホ（SNS）の増え方が、梅毒患者の増え方と同じなので有力な説となっています。

性感染症増加の裏には…③
オーラルセックスなど性行為の多様化

性行為の多様化も、性感染症の蔓延につながっていると考えられています。昔は特殊な性行為であったオーラルセックス（口腔性交）が通常の性行為として広がったため、咽頭から性感染症に感染する例が増えています。性感染症の原因となる菌やウイルスは、口腔や咽頭からも感染します。うがいなどで除菌できるものではありません。

2004年に岐阜大学医学部の三鴨廣繁氏らの研究グループが発表したデータですが、

性風俗産業に従事していない一般女性で性経験のある122人を対象に調査を行ったところ、オーラルセックスの経験がないのは10人だけでした（図4）。

オーラルセックスでは性感染症にかからないという間違った知識を持つ人も多く、咽頭からの感染者も少なくないと推測されます。

私は内科医として3万人ほどの患者さんを診察してきましたが、最近、咽頭炎の患者さんでクラミジア感染患者をしばしば見ます。耳鼻咽喉科の受診者のなかから梅毒患者が発見されたという報告もよくあります。

図4　オーラルセックスの実態調査

	20歳未満	20～29歳	30歳以上	全体
必ず行う	15	25	7	47
50%以上の割合で行う	5	31	10	46
行うことがあるが、その頻度は50%以下である	3	9	7	19
行わない（経験がない）	—	4	6	10
合　計	23	69	30	122

出典：『IASR』Vol.25「クラミジア咽頭感染の実情」より

性感染症増加の裏には…④
コンドームでは感染を防ぎきれないことも

性感染症の予防にコンドームの装着は効果があります。2017年に行われた日本性教育協会の調査では、高校生男子の65・4%、女子の50・2%、大学生男子の70・5%、女子の67・3%が、セックスをするときに必ずコンドームを使っていると答えています（図5）。しかし、その他はコンドームを装着せず、性感染症に感染するリスクが高いまま性行為を行っていると考えられます。

さらに、コンドームの使用は避妊にも性感染症の予防にも有効ですが、予防率が100%というわけではありません。とくに性感染症は、原因となる菌やウイルスが移るのを防ぐためには、性行為の最初から装着していなければあまり意味がありません。そこを勘違いして、途中からでもコンドームをつけたから安心と思い込んでいる人が多いのではないでしょうか。

図5　コンドームの使用調査

（%）

	中学		高校		大学	
	男子	女子	男子	女子	男子	女子
必ず使用する	—	—	65.4	50.2	70.5	67.3
使用したりしなかったりする	—	—	31.6	45.8	28.1	29.7
使用しない	—	—	2.9	3.2	1.1	2.7
DKNA	—	—	0.0	0.8	0.2	0.3
合計	—	—	100.0	100.0	100.0	100.0
基数	—	—	13.6	249	438	602

出典:「「若者の性」白書—第８回青少年の性行動全国調査報告—」（小学館）より

性感染症増加の裏には…⑤

無店舗型の性風俗産業の増加

性風俗産業には店舗型と無店舗型があります。店舗型はソープランドなど店舗を構えて営業するもので、無店舗型は派遣ファッションヘルスなど店舗を持たずに営業するものです。警察庁の統計によると、風俗営業の許可を得ている営業所は2017年に店舗型で7862件です。そのうちストリップ劇場やラブホテル、アダルトショップなどを除くと、2075件。2013年には2132件だったのでほぼ同じ規模といえるでしょう。一方、無店舗型は2万1398件で、アダルトビデオの販売を除くと2万116件です。2013年には1万8814件だったので4年間で1302件も増加しています。

後述しますが、日本には1958年まで「赤線」と呼ばれる公娼制度がありました。赤線で働く女性には性病検診が義務付けられていました。売春防止法によって公娼制度は廃止されたのですが、そうした歴史的背景もあって店舗型の風俗店では自主的に検診を行っているところが多いそうです。しかし、無店舗型では営業者が検診を行うことはほとんどなく、従業者個人に任せているのが実情のようです。このような無店舗型の風俗店が増えたことで、従業者が検診を受けずに性感染症にかかっていることに気付かず、不特定多数に感染を広める結果につながっているのではないかと言われています。

性感染症増加の裏には…⑥
20代女性の貧困

性経験の低年齢化によって10代で性感染症にかかることもあると述べましたが、20代では10代以上に感染が広がっています。たとえば、2018年の梅毒患者は20代が2253人で全体の3割を超え、クラミジア感染症の罹患者数は20代で約1万3200人と全体の約半数を占めています。

20代で性感染症の患者が多い背景の一つには、経済格差の広がりがあるのではないでしょうか。今の20代が生まれたのは、バブル崩壊後の「失われた10年」と呼ばれる経済低迷期です。そして、経済が少し持ち直したところで2008年にリーマンショックが起き、再び低迷期になり、「失われた20年」と言われるようになります。就職氷河期が長く続き、派遣などの正社員ではない非正規雇用が多くなり、一般人の実質賃金が低下し、経済的貧困者が多く生じています。

そこに親世代の経済格差の広がりや大学の授業料の値上がりなどが重なり、奨学金に頼る大学生が増えています。文部科学省の統計では2000年に65万人だった奨学金受給者が2017年には134万人と約2倍に増えているのに従い、社会人となってから返済に苦しむ卒業生が多くなっています。日本学生支援機構（旧・日本育英会）の奨学金には無利子の第1種奨学金と有利子の第2種奨学金があり、大学生1人当たりの平均貸与額は第1種が237万円、第2種が343万円です（2016年3月貸与終了者）。卒業後の月返済額は、上記の貸与総額であれば、第1種で約1万4000円、第2種で1万5000円程度になります。しかし、併用している学生も多く、社会人となってから月3万円前後の返済が長期間続くことになります。正規雇用であっても新卒者の給与は手取り20万円を切ることが多いでしょう。非正規雇用ではもっと低額になります。奨学金を返済できずに自己破産するケースが多くなり、社会問題にもなりました。日本学生支援機構が公表した奨学金返済関連の自己破産は2016年までの5年間で約1万5300人です（本人が約

8100人で、親など連帯保証人が約7200人）。こうした奨学金返済の重圧から、会社勤めをしながら休日に風俗業に従事する20～30代の女性もかなりいるといいます。

また、大学在学中の生活も、家からの仕送りと奨学金だけでは足りない学生も多いようです。日本学生支援機構の学生生活調査（2016年度）によると、アパートや下宿住まいの大学生（昼間部）の学費と生活費は年間約220万円かかりますが、家からの仕送りが約118万円、奨学金が約39万円ですから、残り63万円はアルバイトなどで稼ぐしかありません。授業を受け、課題やテストのための勉強をして、部活動もして、3年生からは就活もあるというなかで、毎月5万円以上を稼がなければいけないのです。勉強を続けるためには、短時間で高額の報酬が得られる風俗をアルバイトで、という選択をする女子学生がいるのもあながちウソではないでしょう。

風俗営業の許可を得ている営業所（アダルトショップやラブホテルなどを除く）が店舗型・無店舗型を合わせて全国で約2万2000箇所あり、20代の女性が1店舗当たり10人働いているとすれば、約22万人となります。20代の女性は約610万人なので、28人に1

人の割合になります。東京など大都市では、この割合はもっと高くなるでしょう。

アルバイトであっても、風俗業に従事すれば性感染症にかかるリスクは高くなり、そこから広がっていくことは十分に考えられます。梅毒患者で女性の割合が増えていることとも符合しているように思います。

他人事ではない性感染症

今までさまざまなデータを見ながら、今の日本で性感染症が蔓延していることを説明してきました。「うちの子は違う」「うちの学校でそんなことは……」と親や教師は思いがちです。しかし、10代半ばから性感染症が発生しているという事実があり、さらに学業を続けるため、あるいは奨学金返済のためなど、真面目な性格の女性が風俗業に入っていく可能性も少なくありません。性感染症は特殊な人たちがかかる病気ではなく、誰がかかってもおかしくはない時代になってしまったと言えます。性感染症を他人事とは考えず、大人も子どもも正しい知識を持ち、予防の大切さを共有することが求められているのではないでしょうか。

予防の重要性①

性感染症は不妊の要因になるほか産道感染で新生児に感染も

わが国で最も多い性感染症であるクラミジア感染症ですが、女性が感染した場合、不妊症になる可能性があります。高校生や大学生でクラミジア感染症にかかっていることに気付かずに放置すれば、将来、出産する可能性を閉ざすことになりかねません。どのような人生を送りたいのかは一人ひとり違いますが、クラミジア感染症にかかれば自分の子どもを産んで育てるという選択肢が失われてしまうかもしれないのです。「後悔、先に立たず」ということになりかねません。

また、HPV（ヒトパピローマウイルス）の感染による子宮頸がんを発症した場合、初期ならば子宮を温存することもできますが、進行していればほとんどの場合は全摘となります。定期検診を受けて早期発見しなければ、やはり出産の機会は失われます。

なお、妊婦がクラミジア感染症に感染した場合、早産や流産の原因になるほか、産道感染で新生児に結膜炎や肺炎が生じます。そのほかの性感染症でも産道感染による母子感染が起きます。性器ヘルペスでは新生児ヘルペスを引き起こす可能性が高く、子どもの死亡率は20~30%と言われています。梅毒の場合は、母親が無治療のケースでは子どもの死亡率は40%とされています。生まれた子どもは、血液の混じった鼻汁が出たり、リンパ節が腫れたり、骨軟骨炎などの早期先天梅毒の症状が出ます。あるいは、学童期になってから実質性角膜炎や内耳性難聴などの晩期先天梅毒の症状が出る場合もあります。

性感染症にかかっても気付かずに放置してしまうと病状が進み、妊娠しても流産などのリスクが高まるほか、出産したわが子の健康にも影響が出てしまう可能性があるのです。病児を育てるには経済的負担も伴うでしょう。

女性にとって性感染症にかかることは、自分の人生の選択肢を狭めるリスクが高いということを知っていてほしいと思います。

予防の重要性②
HIV感染症の合併症や子宮頸がんで死亡することも

性感染症で命を落とすことは少ないと言われていますが、まったく死亡リスクがないわけではありません。

HIV（ヒト免疫不全ウイルス）感染症で病状が進み、免疫力が低下して日和見感染症（101ページ参照）を合併すると、いわゆるAIDS（エイズ）となり、治療しないと2年前後で死に至るとされています。

現在では有効な抗HIV薬が開発されています。しかし、ウイルスの増殖を抑えることはできてもウイルス自体の根絶はできません。死亡に至らないよう、制限の少ない日常生活を送れるようにするための治療薬です。まず感染を予防することが大切なことは、言うまでもありません。

また、HPV（ヒトパピローマウイルス）感染によって子宮頸がんを発症し、死亡する人が年間3000人近くいることは前述しました。繰り返しになりますが、HPV予防ワクチンがあるのですから、接種を受けておけば罹患リスク、死亡リスクは非常に少なくできます。HPVの治療薬はありません。

当然のことですが、HPV予防ワクチンは子宮頸がんの治療薬ではありません。ヒトパピローマウイルスを除菌できるわけではないのです。あくまでも感染前に接種することが大事なのです。ぜひ、適切な年齢のときに、ワクチン接種をしていただければと思います。

なかなか気付かない、やっかいな性感染症

性感染症の多くは初期症状がほとんどありません。ただし、淋菌は早期に症状が出ます。

寄り道コラム①

性感染症と医療財政

今、日本の医療財政の悪化が問題となっています。2018年度の医療費は42兆6000億円で過去最高となり、年々膨らむ一方です。国民1人あたり年間約33万7000円の医療費がかかっている計算です。

日本には国民皆保険制度があり、患者負担が1〜3割となっています。さらに医療費が高額な場合、一定の金額（自己負担限度額）を超えた分が還付される高額療養費制度が設けられています。こうした医療制度は、健康保険証があれば誰でも医療機関を受診でき、国民が平等に医療を受けられるという点ではすばらしいのですが、コストがかかり医療財政の悪化を招いていることが問題になっています。

医療費の財源は保険料（事業主と被保険者）が約半分で、他の半分は公費（国庫と地方自治体）で賄われています。つまり、医療費がかかればかかるほど、税金を投入することになるわけです。

性感染症の治療費と医療財政の関係について、HIV感染症を例に考えてみましょう。HIV感染症は有効な抗HIV薬が開発されていますが、一生、薬を飲み続けなければいけません。薬代は月20万円前後かかり、健康保険を使っても月6〜8万円かかります。経済的負担を軽減するために、HIV感染症は「免疫機能障害」の対象として、身体障害者手帳の交付が受けられ、医療費の助成や税金の控除が受けられます。

このように抗HIV薬の開発により患者の延命が可能になり、経済的負担の軽減が図られるなどHIV感染者への対策は充実しました。しかし、HIV感染症は一度感染すると完治しないため、累計のHIV感染者は増える一方です。非常に高い治療費（薬代）もさらに増加して、投入される税金が右肩上りに増えていくことも事実なのです。

「HIV感染症にかかっても薬を飲めば命を失うことはない」「薬代も国が補助してくれる」という認識が広まり、「HIVに感染しても怖くない」というモラル低下が起こる心配もあります。HIV感染症に感染するのは主に性行為によってです。無防備、無自覚な性行為によってHIV感染症が広がることは、結果として医療財政、国家財政を圧迫し、自らを含めた国民全体の税負担を重くしてしまうことにつながります。

自身の健康のためにも、医療財政の健全化のためにも、HIV感染症など性感染症にかからないように予防することが大事なのではないでしょうか。

梅毒では、梅毒トレポネーマに感染後、3週間ほどの潜伏期間を経て、侵入した場所（性器など）にしこりができ、さらにリンパの流れに沿ってリンパ節に到達してリンパ節が腫れます。しかし、痛みはなく、そのまま治療しないで放っておいても3週間ほどで病変は消えてしまいます。梅毒特有のピンク色の薄い発疹＝バラ疹などが全身に現れるのは感染して3か月ほど経った頃です。バラ疹も目立たず数週間で消えてしまいます。初期に何か変だなと思っても、そのうち病変が消えてしまうので、梅毒にかかっているとは思わず、性行為を繰り返して移してしまうことも多いと推測されます。

クラミジア感染症では、女性の場合はほとんど自覚症状がなく、潜伏期間を特定するのが難しいとされています。性器ヘルペスウイルス感染症も初感染の場合、70％に症状がありません。また、ＨＩＶ感染症では初期に発熱やリンパ節の腫れ、咽頭炎などの自覚症状が出ますが、通常の風邪と間違えることが少なくないと思われます。

自覚できるような初期症状がほとんどないため、性行為を続けてパートナーや不特定多数の人に感染させている可能性は大きいでしょう。初期症状の見えにくさが、性感染症のやっかいなところです。

感染の拡大・再発防止のために①

リスク管理の徹底、そして症状が出たらすぐ病院へ

「自分が性感染症にかかるわけがない」と思い込まず、「性感染症にかかるかもしれない」というリスク管理が必要です。まず、性行為によって性感染症にかかるリスクがあることを自覚すること。そして、コンドームを正しく使用して予防を心掛けること。それが、最大のリスク管理です。しかし、予防をしても100%防げるわけではありません。コンドームで覆いきれない皮膚から移る恐れもあります。早期発見・早期治療が感染の拡大防止、再発防止につながります。

早期発見するためには、初期症状をできるだけ見逃さないことが大事です。

・梅毒　局所（性器、口腔、肛門など）にしこりや潰瘍。太ももの付け根のリンパ節の腫れ。

・性器ヘルペスウイルス感染症　直径1～2㎜の複数の水疱や性器の潰瘍、かゆみなど。
・淋菌感染症やクラミジア感染症　男性の尿道のかゆみや痛み、女性のおりものの変化など。

このような症状が出ない場合も多いですから、右記のような症状がないからといって安心しないでください。ましてや、少しでも症状が出たら、恥ずかしいなどとためらわずに、すぐに病院に行くことが肝心です。

どの診療科に行けばよいのか戸惑う人もいるかもしれません。発疹があれば皮膚科、女性でおりものやかゆみがある場合は婦人科、男性で尿道の痛みや腫れがある場合は泌尿器科を受診しましょう。また、正式な診療科ではありませんが、性病科と称している病院は性感染症に詳しいと思われます。

性感染症かどうかを診断するために病院でどんな検査をするのか、あるいはどんな症状が出るのかは、第2章で感染症ごとに詳しく説明します。

感染の拡大・再発防止のために②

保健所の無料検査の利用も

少しでも疑いがあれば病院で診断してもらうことがベストですが、どうしても病院に行くのが恥ずかしい、健康保険証を使って親にばれるのが嫌などという場合もあるでしょう。そんな場合は保健所を利用するのも一案です。

厚生労働省はＨＩＶ感染拡大防止のために、ＨＩＶ感染症の相談や検査ができる場所として保健所の活動に力を入れています。地域の保健所では、匿名でＨＩＶ検査を無料で受けられ、ほかの性感染症の検査もできることが多いです。検査を受けられる曜日や時間、ＨＩＶ感染症以外の性感染症の種類は自治体によって、あるいは保健所によって違います。

東京都などではほとんどの保健所でＨＩＶ検査＋他の性感染症の検査を受けられます。検査の詳細は保健所によって違うので事前に問い合わせをしてください。大阪府ではＨＩＶ検査を受けられるほか、ＨＩＶ検査と同時に行うという条件で希望があればクラミジア感染症と梅毒の検査も受けられます。福岡市ではＨＩＶ検査とクラミジア検査が無料で、梅毒検査は有料（６１０円・平成30年度）で受けられます。

感染の拡大・再発防止のために③

郵送検査キットの利用も考えて

最近ではインターネットなどで、性感染症の郵送検査キットを買うことができるようになりました。自己採取した検体（血液や尿、うがい液など）をメーカーに郵送して、２〜３週間後に結果が本人に郵送される仕組みです。他人に知られたくない、病院や保健所に行く時間がないという人には大変便利でしょう。

郵送検査キットで行われる検査は、ＰＣＲ法（51ページのコラム参照）など病院で行われる検査と同様のものと思われます。しかし、郵送というシステムなので、郵送中の検体の温度変化や郵送にかかる時間などによって、結果が左右されることがあるかもしれません。また、メーカーによって精度の差があるかもしれません。品質や有効性について私が責任を持てるわけではありませんが、少しでも感染者を見つけることには、大変役立つと思われます。

がん治療の分野でも遺伝子検査の郵送キットがあります。

今、がん細胞の遺伝子を調べて患者一人ひとりに合った治療を行う、「がんゲノム医療」が目覚ましい勢いで発展しています。2019年6月にはがんに関わる遺伝子を網羅的に調べる遺伝子パネル検査が保険適用になりました。1回の検査で約100個あるいは約300個の遺伝子を調べることができるのです。

また、2019年11月には国立がん研究センター、東京医科大学、東芝が「血液1滴から13種類のがんを発見できる」検査技術を開発したと発表しました。がんになると血液中のマイクロRNAの量が変動するため、血液中のマイクロRNAを測定してがんを発見する検査法です。実証実験を経て、数年内の実用化を目指しているそうです。

マイクロRNAとは、22塩基程度の小さなRNAのことです。細胞の核の中にある核酸はDNAとRNAに大別されます。DNAは遺伝情報を格納し、RNAは遺伝情報の伝達やタンパク質の合成などの働きがあります。RNAのうちマイクロRNAは、人間の体に非常に多く存在し、その発現量の差がさまざまな疾患の兆候を示していることが最近の研究でわかってきたのです。そのため、マイクロRNAは新しい診断マーカーとして世界中で注目されています。もちろん、DNAをPCR法で増幅して検出する方法が一般的です。

このように、遺伝子検査の世界は驚くほどのスピードで進化しています。今後も発展していくことでしょう。そうした時代の流れのなかで、がんの遺伝子検査の郵送キットも販売されています。しかし、病院で行う遺伝子検査とは検査項目や解析項目が違い、わかる内容もかかる費用も違っています。また、がんの場合は、万が一郵送キットで誤って陰性（シロ）と出ると、発見の手遅れとなって死亡に至るリスクがあり、取り返しのつかないことになりかねません。したがって、日本がん学会などでは郵送キットを推奨していないようです。

一方で、性感染症の場合は、郵送キットで誤って陰性と出たとしても、すぐに死に至るケースはまれです。検査をまったくしないで、無自覚に他人に感染症を移してしまう弊害のほうが大きいように思われます。

とはいえ、郵送キットの検査だけでは、医師の診療を受けているわけではないので、本当は陽性（クロ）なのに検査の結果が陰性だったので性行為を再開し、他の人に移してしまうことがあるかもしれません。陽性だった場合はもちろん、陰性であっても早めに病院に行って検査することが望まれます。早期に発見して医師の治療を受ければ、完治することが多いのですから、とにかく検査を受ける人を少しでも増やしていかなければいけません。

寄り道コラム②

進化している性感染症の検査

医学の発展により性感染症の検査方法は進化してきました。簡単にその歴史を振り返ってみましょう。

●第1世代　形態による検出

最初は微生物を染色し、顕微鏡を見て検出する方法でした。やがて、1906年にドイツのワッセルマン博士が発表した、ワッセルマン反応と呼ばれる手法が長く使われることになりました。ワッセルマン反応とは、抗原にカルジオリピン（リン脂質の一種）を用いて、感染を検出する方法です。しかし、ワッセルマン反応は妊娠、結核やマラリア、自己免疫疾患などでも陽性を示すことがあります。

●第2世代　血球凝集反応による検出

ワッセルマン反応よりも正確な検査法が求められ、開発されたのが凝集反応による検査法です。患者から採取した血清を、赤血球やシリコン樹脂ビーズなどに結合させた微生物の抗原タンパクと反応させることで、赤血球やビーズが凝集反応を起こすかどうかを見ます。梅毒検査では主流の検査法の一つです。

●第3世代　標識マーカーによる検出

梅毒やウイルスを含む微生物を、スライドガラスなどに貼り付け、希釈した患者の血清をかけた後、洗浄します。次に、蛍光色素あるいは発色性酵素をヒトの抗体に結合させたものと反応させ、肉眼で判定する検査法です。正確に診断できるため、多くの病原性疾病の検査に使われてきました。

●第4世代　核酸による検出

核酸とは細胞の中心にある細胞核に存在する物質のことで、DNA（デオキシリボ核酸）とRNA（リボ核酸）の2つがあります。患者の細胞や血液などに、ウイルスなど微生物のDNAが存在するかどうかを見る検査法が、20年ほど前から盛んに行われるようになってきました。代表的なものがPCR法（Polymerase chain reaction）で、日本語ではポリメラーゼ連鎖反応といいます。

PCR法は、微生物のDNA配列に、患者から採取した検体のDNAと結合させ、温度の上げ下げを繰り返し、DNA合成酵素の働きを利用することで微生物のDNAを増やします。

PCR法では数時間で10万倍に増やすことができるため、増えたDNAを染めると目で確認でき、陽性と判断されます。検体の中に微生物のDNAがなければ増えないので、目では見えず陰性となります。

コンスタントに核酸を検出できるため、クラミジア、淋菌、HPV（ヒトパピローマウイルス）、HIV（ヒト免疫不全ウイルス）、最近では新型コロナウイルス感染などでは、なくてはならない非常に有力な、精度の高い検査法となっています。

感染の拡大・再発防止のために④

感染がわかったらパートナーへ正直に伝える勇気を

自分が性感染症にかかっているとわかった場合、パートナーに嫌われるのが怖くていい出せない人も多いでしょう。しかし、パートナーに告げずにいたら、感染しているかもしれないパートナーは治療を行う機会を逃してしまいます。自分が治療を受けて治ったとしても、またパートナーから移って再発してしまうかもしれません。これを、俗に「ピンポン感染」といいます。2人とも、いつまでも性感染症に苦しめられることになってしまうでしょう。

また、何かの事情で2人が別れることになれば、パートナーの新しい相手に感染させる可能性があり、性感染症の拡大を招く結果となります。パートナーに黙っていてよいことは一つもありません。性感染症にかかっているとわかったら、一刻も早くパートナーに知らせ、2人同時に治療を行うことが再発や拡大の防止につながります。

寄り道コラム③

ブライダルチェックで性感染症の検査も

皆さんはブライダルチェックをご存知ですか。将来、妊娠・出産を希望する女性を対象に、赤ちゃんに感染する病気を持っていないか、妊娠・出産に影響のある病気がないかを調べるための検診です。結婚を控えて検査を受ける場合が多いのでブライダルチェックと呼ばれていますが、結婚の予定がなくても、結婚後でも受けられます。海外では結婚前に男性も一緒にカップルでブライダルチェックを受ける人たちも多いと聞いています。

ブライダルチェックでは内診、血液検査、性感染症検査、女性ホルモン分泌検査などが行われます（男性の場合は性感染症検査や精液検査など）。

血液検査では風疹のほかHIV、梅毒などをチェックします。おりもの検査ではクラミジア感染症やトリコモナス（腟トリコモナス原虫が腟内に定着することで起こる感染症）などをチェックします。

日本では一般の人たちにブライダルチェックはあまり知られていませんが、婦人科や人間ドック、不妊クリニックなどで実施しています。

ブライダルチェックは病気の可能性があるための検査ではないので、健康保険は使えず自費診療になります。医療機関によってメニューも価格もさまざまです。性感染症にかかっていないと思っている人でも、結婚を考えたときにブライダルチェックをパートナーと一緒に受けてみるのもよいのではないでしょうか。

性感染症の歴史①

梅毒はコロンブスの新大陸探検隊員のおみやげか？

今の日本で梅毒患者が急増するなど、性感染症が蔓延していることを述べてきました。温故知新ではありませんが、ここで性感染症の歴史を振り返ってみたいと思います。

代表的な性感染症である梅毒がいつ頃から広まっていったのか、その起源を探るとコロンブスの新大陸発見時という説に行き当たります。

コロンブスが1492年にバハマ諸島のサン・サルバドル島を発見。その後、3度にわたって大西洋を航海してアメリカ大陸に到達しています。この新大陸発見時に、乗組員たちが現地の女性と性交渉を持ったことで梅毒に感染し、旧大陸に持ち帰って急速に広まったという説です。コロンブスの探検以前にヨーロッパで梅毒が発生したことを裏付ける記載や遺骨の痕跡などがないことや、遺骨の病跡研究でコロンブス以前のアメリカ大陸に梅毒の痕跡があることなどが、その論拠となっています。そこで、コロンブスが新大陸から持ち帰ったものとして、タバコやトウモロコシ、ジャガイモ、トマトなどと一緒に梅毒が挙げられています。しかし、遺骨の形態だけでは梅毒と確定できず、梅毒に似た病気の可能性もあり、断定できないという説もあります。

いずれにせよ、コロンブスが1492年から1504年まで4度の航海でアメリカ大陸やその付近の島々に上陸し、バスコ・ダ・ガマがアフリカを西へ回る航路で1498年にインドに到達した、いわゆる大航海時代の幕開けの時期に、梅毒がヨーロッパで爆発的に広まり、世界中に伝わっていったのは事実です。

コロンブスが最初の航海から帰国した翌年の1493年にスペインで、1494年にイタリアで梅毒が流行し、1495年にイタリアとフランスが戦争したことでフランスにも梅毒が広がります。当時、フランスでは梅毒を「イタリア病」と呼び、イギリスやドイツでは「フランス病」、イタリアとオランダでは「スペイン病」、ポーランドでは「ドイツ病」、ロシアでは「ポーランド病」と呼んでいたそうです。その国にとっての感染源を指しているのでしょう。そして、バスコ・ダ・ガマが開いた航路によって、梅毒はインドなどのアジア諸国にも急速に広まっていきます。
性感染症が人々の移動によって広がっていったことを歴史は証明しています。

性感染症の歴史②
南蛮貿易で日本に伝わった梅毒

梅毒はあっという間にヨーロッパで大流行し、インドに伝わり、中国へと広がっていきました。そして、1512年には日本でも京都の竹田秀慶という医師が著した『月海録』に梅毒の症状が出ている患者がいることを記しています。ヨーロッパに梅毒が広がってから、たった20年で、地球を半周して日本に伝わったのです。鉄道もない時代に驚くべき速さといえるでしょう。

当時の中国は明の時代で、日本では対明貿易が行われ、博多や堺、琉球の商人たちが活躍していました。そのほか、倭寇と呼ばれる海賊や密貿易者なども明や東南アジアと往来していました。こうした人々が梅毒に感染し、日本国内に広がっていったのでしょう。前述した『月海録』では、梅毒でできた瘡《かさ》を「唐瘡《とうそう》」、「琉球瘡《りゅうきゅうそう》」と呼ぶと書かれています。中国や琉球からきたものとして、名付けられたのではないでしょうか。

500年ほど前の日本に、鉄道や飛行機のない時代にヨーロッパからインド、中国を経て梅毒が持ち込まれ、あっという間に国内に広がっていったのですから、海外との往来が盛んな今の日本で、梅毒が急増してもおかしくないといえるでしょう。

性感染症の歴史③
梅毒は江戸時代に蔓延していた！

家康によって天下統一が果たされ、江戸幕府が開かれると日本橋に幕府公認の吉原遊郭が誕生します。明暦の大火（1657年）で吉原遊郭は浅草寺裏に移転。遊女3000人と言われ、隆盛を極めます。吉原は幕府公認でしたが、そのほか宿場町などにも遊郭は存在し、夜鷹と呼ばれる娼婦もいました。こうした遊郭や娼婦を通じて梅毒は広まっていったようです。

オランダ語の解剖書『ターヘル・アナトミア』を翻訳したことで知られる杉田玄白は、『形影夜話』で「毎年1000人くらいの患者の治療をしたが、そのうち700〜800人くらいは梅毒だった」と記しています。杉田玄白が亡くなったのは1817年なので、18世紀末から19世紀初頭の頃には梅毒が相当広がっていたのでしょう。江戸市中の人骨調査では、梅毒患者が半数以上という推計もあります。

幕末になり、欧米各国の艦船が開国を求めて日本に来航するようになり、1859年に横浜などが開港すると、上陸した乗組員が遊郭を利用することから、各国から幕府に対して遊女への梅毒検査が要請されるようになりました。1860年に長崎で、1867年に横浜で梅毒検査が行われています。それだけ遊女に梅毒が多かったのでしょう。

性感染症の歴史④
梅毒は国家管理に

明治になり、1871年に梅毒検査規則、1876年に梅毒取締通達が政府より出され、患者を強制入院させています。昭和になると1928年に花柳病予防法が成立し、公娼に対して梅毒やその他の花柳病の有無を調べる検診が義務付けられ、私娼（公の許可を得ていない娼婦）には行政執行法によって検診を強制しています。

花柳病とは性感染症のことです。花柳は遊女や遊郭を指す言葉で、遊郭でかかる病気という意味で使われていました。明治時代になっても江戸時代の公娼、私娼の制度は実質上変わらず、第二次世界大戦後まで続いていたのです。花柳病の検査機関は検梅所、治療施設は駆梅院と呼ばれていました。

近代国家として明治時代が始まると、国家が遊女に検診や治療を強制して管理することで、梅毒の蔓延を防止しようとしたのです。しかし、有効な予防法も治療法もなかった時代ですから、蔓延を食い止めることはできませんでした。

そして、第二次世界大戦が終わっても、1958年に売春防止法が実施されるまで公娼制度は残っていました。いわゆる赤線（営業が届けられている）で働く娼婦が公娼で、青線（非合法）で働く娼婦が私娼です。赤線とは、届出のある場所を警察が地図上に赤い線で囲んだことから付いた俗称のようです。そうした状況で、1948年に性病予防法が発布されました。赤線で働く女性には性病検診が義務付けられ、医師が届け出ることも定められました。しかし、届出率は低かったようです。

医学の発達によって、花柳病は性行為によって病原菌に感染して生じることがわかり、性病と呼称が変わりましたが、娼婦の管理によって蔓延を防ぐという考え方はそのままでした。

性感染症の歴史⑤

画期的なペニシリンによる梅毒治療

梅毒の原因菌である梅毒トレポネーマが発見されたのは1905年です。しかし、原因菌はわかっても、なかなか治療法は見つかりませんでした。1910年にヒ素から「サルバルサン」という特効薬が作られましたが、副作用があり、あまり普及しませんでした。

1928年にイギリスの医師アレクサンダー・フレミングによって、世界初の抗生物質ペニシリンが発見されました。やがて抗菌剤としての効果が証明され、第二次世界大戦では傷病兵の治療に使われ、多くの兵士を感染症から救いました。1943年にはペニシリンが梅毒にも有効であるとわかり、戦後に梅毒治療に広く使われるようになって梅毒患者は激減します。抗生物質に対しては耐性菌が出現する問題がありますが、梅毒トレポネーマに対して耐性菌は現在まで出ていません。

15世紀の大航海時代にヨーロッパで大流行してから500年、人類を悩ませてきた梅毒がついにペニシリンによって治療可能になったのです。

そして、性病も「性的接触によって感染する病気」と定義され、性感染症と呼ばれるようになりました。1999年には「性病予防法」は「伝染病予防法」などとともに改訂一体化され、「感染症予防法」（正式名称「感染症の予防及び感染症の患者に対する医療に関わる法律」）となりました。

現在、国が発生動向を調べ、その結果を公開することで拡大を防止すべき感染症を5類感染症として指定しています。性感染症で医師が都道府県知事に届け出の義務があるのは梅毒とＨＩＶ感染症（ヒト免疫不全症候群）です。淋菌感染症、性器クラミジア感染症、性器ヘルペス感染症、尖圭コンジローマについては、定点医療機関から都道府県知事に報告が出されています。これらのデータは国立感染症研究所の感染症情報センターで集計され、インターネットで誰でも見られるようになっています。

性感染症はＳＴＤ（Sexually Transmitted Disease）と英語の略称でも呼ばれていますが、局所に症状のないＨＩＶ感染症や肝炎ウイルスなどもあり、また症状が出ていない感染状態も含めて考えるため、ＳＴＩ（Sexually Transmitted Infection）という呼称も用いられるようになっています。

寄り道コラム④

勇猛果敢な戦国武将も梅毒で死んだ!?

京都の医師、竹田秀慶が梅毒の症状を書き記した1512年は室町時代の末期です。その後、戦国大名が勃興してきます。勇猛果敢で知られる戦国時代の武将たちも梅毒に悩まされていたようです。当時や後世に書かれた記録が梅毒の症状に似ているという状況証拠に過ぎませんが、梅毒であった可能性も否定できません。

有名なのが加藤清正の梅毒死説です。加藤清正は豊臣秀吉子飼いの家臣で、賤ヶ岳七本槍の一人に数えられる闘将でしたが、関ヶ原の戦いの後、三大名城と言われる熊本城を築城するなど土木事業にも優れた才能を持っていました。関ヶ原冬の陣では徳川方につきましたが、その後、二条城で徳川家康と豊臣秀頼の会見を実現させて和解に努めますが、その会見から熊本に帰る船内で発病し熊本で死去します。時代小説などでは徳川方による毒殺として描かれることが多いようです。しかし、安土桃山時代の世相を記した『当代記』では、「ひとへに好色の故、虚の病と」と記されています。『当代記』では浅野幸長や結城秀康（家康の次男）が「唐瘡」（梅毒）で死去したことと関連して出てくるので、当時の人は加藤清正も梅毒だったと認識していたのでしょう。ペニシリンなど治療薬のない時代ですから、梅毒が蔓延していたことは想像に難くありません。加藤清正の梅毒死説も、可能性の一つとして大いにありうるでしょう。

2014年のNHK大河ドラマ『軍師官兵衛』の主人公・黒田孝高（如水）は、織田信長、豊臣秀吉、徳川家康に仕えた軍師として有名ですが、彼にも梅毒死説があります。肖像画には頭巾を被った姿が描かれていますが、頭巾は側頭部にできた腫れものを隠すためと言われています。腫れものは梅毒の後期にできるゴム腫ではないかと推測されています。彼は側室を持たなかったと言われていますが、男色（男性の同性愛）の可能性もあるとされています。隠居した晩年、見舞いに来た人に罵詈雑言を浴びせたというエピソードがあり、自ら嫌われることで家臣の殉死をなくし、家臣に自分の子どもである黒田長政への恭順の気持ちを持たせるよう仕向けたのだという説もあります。しかし、これも梅毒で症状が進み、中枢神経が冒されて（脳梅毒）認知症のような症状が出ていたのではないか、という診立てもできるのです。

このように戦国武将には梅毒死説が数多くありますが、天下を統一した家康には梅毒死説はありません。家康は今で言う健康オタクといってよいほど健康には気を遣っていました。日頃から武術の鍛錬を行い、人生50年と言われた時代に69歳のときに川で遊泳し、70歳を過ぎても毎日乗馬を欠かさず、鷹狩りにも出かけていました。そして、薬にも専門家顔負けの知識を持っていたとされます。林羅山（江戸時代初期の朱子学派儒学者）が長崎で入手し献上した医薬書『本草綱目』の勉強会を開き、常備薬を症状ごとに作らせていました。

自ら調合することもあったようです。静岡の久能山の麓に薬草園も設けています。

家康は鷹狩りの効用について、民衆の暮らしの観察や病気をしない体作りができるとともに、「早寝早起きで熟睡でき、自然に閨房からも遠ざかるから摂生になる」と語ったとか。閨房とは性行為のことなので、過剰な性行為は健康に良くないと認識していたのでしょう。梅毒など性感染症についても、性行為によって感染することが経験的に知られていたので、家康は遊女とは決して交わらなかったと言われています。側室にも身分の低い奥女中や農家の娘など健康で性感染症にかかっていない女性を選んでいたようです。のちに大いに勢力を持つ後宮制度（大奥）も作ったと言われています。やはり天下を取った家康は、性感染症の予防も徹底していたと思われます。

第2章

主な性感染症を知る

——症状、検査法、治療法

Ⅰ．梅毒

世界で６３０万人が新たに感染

第1章で梅毒が日本で急増していると述べました。２０１８年には７００１人の感染が報告されています。７０００人を超えるのは49年ぶりのことです。年代別では20代前半の女性の感染者が最多となっています（図6）。

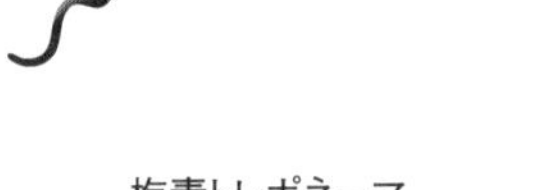

梅毒トレポネーマ

また、世界に目を向けてみると、ＷＨＯ（世界保健機関）は、２０１６年に15〜49歳を対象に実施した性感染症の調査の結果、梅毒は新たに６３０万人が罹患していると発表。

また、国立感染症研究所の「近年の梅毒の国外動向」（『ＩＡＳＲ』２０１５年2月号）と題したレポートでは、アメリカでは梅毒患者のなかで男性の同性愛者・ＭＳＭ（Men

図6　年代別、男女別梅毒患者数（2018年）

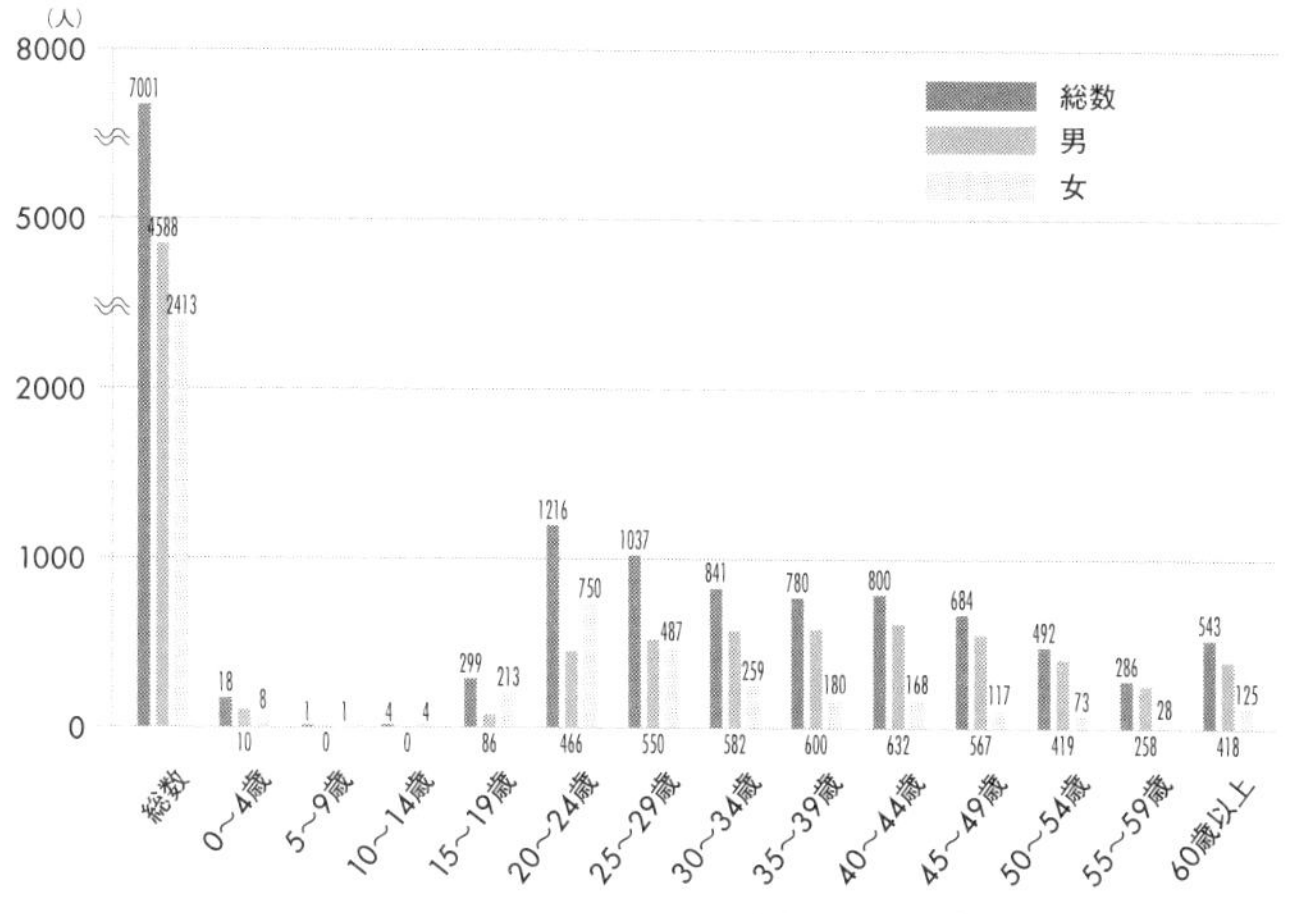

出典：厚生労働省「感染症発生動向調査」より

who have Sex with Men）の急増が見られ、カナダやヨーロッパ、オーストラリアなどでも同様にＭＳＭの割合が増えていると指摘しています。

日本では若い女性、海外ではＭＳＭの罹患者数が増えていることが、梅毒患者の特徴となっています。

原因菌と感染経路
キスでも移るかもしれない

梅毒の原因菌である梅毒トレポネーマが発見されたのは１９０５年です。らせん菌のスピロヘータの一種で、長さ５〜

20㎛（マイクロメートル＝100万分の1m）、幅0・25㎛のらせん状の微生物です。人工培地で増殖させることができず、人体外ではほとんど長時間生存できません。

性的接触により梅毒トレポネーマが粘膜や皮膚の微細な傷から侵入することで感染し、さまざまな症状が現れながら、全身の臓器が侵されていきます。症状が現れたり消えたりするので、見逃されやすく、治ったと勘違いすることも多く、感染が広まってしまう原因になっています。

性的接触にはオーラルセックスやアナルセックスも含まれています。オーラルセックスで感染して咽頭に病変がある人がキスをすれば、移ることもあり得るのです。風俗店などでの性行為など特殊な状況でなくても、有病者とキスをすれば誰でも感染する可能性があります。

症状第1期

3週間の潜伏期間を経て初期症状が現れる

梅毒の症状は、潜伏期間をはさみながら感染後3週間、3か月、3年、10年で変化していきます。

まず、感染して3週間ほどすると最初の症状が現れます。

梅毒トレポネーマが侵入した場所に、小豆から指先くらいの大きさのしこりができます。軟骨のような硬さで初期硬結と呼ばれます。しこりは盛り上がり、中心が潰瘍（粘膜が傷ついてえぐられた状態）になり、硬性下疳《こうせいげかん》という状態になります。通常、このしこりや潰瘍に痛みはありません。一般的に性行為を行った場所（性器、肛門、咽頭、口唇など）に現れます。

しこりや潰瘍が出てから、両側の鼠径部（太ももの付け根）のリンパ節が腫れてきます。周囲に癒着せず、痛みもありません。指先くらいの大きさで数個できることが多いです。

これらの初期症状は、治療をしないでも2～3週間で消えてしまいます。

痛みなどの自覚症状がないので気付かないことも多く、何かできていると気付いても自然に消えるので何でもなかったと勘違いするケースも珍しくありません。この期間に性行為を繰り返して、感染が広まってしまう恐れがあります。

症状第2期

ピンクのバラ疹などが出現

感染後3か月経った頃から梅毒トレポネーマが全身に広がり、発疹などさまざまな症状が出現します。

・丘疹性梅毒疹《きゅうしん》　小豆からエンドウ豆くらいの大きさの盛り上がりが、感染後12週で現れます。

・梅毒性バラ疹　体や顔、手足に薄いピンクの爪くらいの大きさの発疹が現れます。薔薇の花びらのように見えるので、バラ疹と呼ばれています。目立たず、自覚症状もなく、数週間で消えてしまうので、見逃されてしまいがちです。

・扁平《へんぺい》コンジローマ　ピンクや薄い灰色の平らないぼが、肛門周辺や性器などにできます。丘疹性梅毒疹の一種で、梅毒トレポネーマが多数存在しているため、感染源になることが多いです。

・梅毒性アンギーナ　喉や扁桃が赤くなって腫れます。

感染後3か月～3年かけて右記のような症状が現れ、その後はほとんどの場合、自然に消えて無症候梅毒となります。

症状第3～4期

第3期にはゴム腫、第4期には大動脈瘤や進行麻痺も

感染後3年を過ぎる第3期になると、体や手足、顔面の皮下組織に大きなしこりができます。ゴム腫や結節性梅毒疹と呼ばれ、ゴムのような柔らかいできものです。

感染後10年ほど経って第4期になると、血管や神経が侵され、大動脈炎や大動脈瘤、進行麻痺（中枢神経系が侵され、記憶力の低下や性格の変化が起こり、末期には全身麻痺を起こす）などの深刻な症状が現れることもあります。

治療薬が発達した現在では、第3期や第4期の症状はほとんど見られません。

なお、梅毒トレポネーマが中枢神経系に感染して起きる疾患を「神経梅毒」と総称します。第1期、第2期で見られる早期神経梅毒と、第3期以降に発生する晩期神経梅毒に分類されます。早期神経梅毒では頭痛、嘔吐、痙攣、意識障害、難聴などが見られ、晩期神経梅毒では回転性めまい、不眠症、知能低下、精神異常などが現れます。

HIV感染者が併発する梅毒の特徴

なお、HIV感染者が梅毒を併発するケースも多く見られます。HIV感染者が梅毒を併発した場合、通常とは違う症状が出ることがあります。

第1期の期間中は無症状であったり、性行為を行った場所以外に発疹が現れたりします。潰瘍化したしこりが消えずに第2期まで出ていることもあります。第2期で神経梅毒の症状が現れることも少なくありません。

母子感染による先天梅毒

妊婦が梅毒に感染していると、胎盤を介して梅毒トレポネーマが胎児に感染します。母親が梅毒の治療を受けないでいると胎児の全身に障害が広がっていき、約40％は流産・死産になります。

出生後は、乳幼児期に血液の混じった鼻汁が出たり、リンパ節が腫れたり、関節の軟骨の表面に亀裂などが生じる骨軟骨炎や発育障害などの症状が出ます。髄膜炎を起こすと、頭蓋内で髄液がたまって脳を圧迫する水頭症などの後遺症が残ってしまいます。

現在では稀ですが、乳幼児期には症状が現れず、学童期以降に角膜炎や難聴などが発症することもあります。

現在、妊娠初期の妊婦検診時の血液検査で梅毒の検査も行われていますが、未受診の場合や検診後の感染などで、早期発見できないケースもあるようです。分娩4週間前までに抗菌治療を終えていれば、先天梅毒を予防することができるとされていますが、より早い時期に治療を行ったほうが良いことは言うまでもありません。

先天梅毒児の母親は、若年妊娠、未婚、他の性感染症の既往歴や合併症がある、性産業従事歴があるなどの特徴が報告されています（『ＩＡＳＲ』Vol38p61-62 2017年3月号）。そうした背景を認識して、医療機関ができるだけ早期発見することや、若い年代へ性感染症の予防知識を普及させることが必要と思われます。

検査

2種類の血液検査を組み合わせて診断

梅毒の検査は、主に血液検査によって梅毒トレポネーマの有無を判定します。梅毒は症状が出ていない時期があるため、梅毒トレポネーマに感染しているかどうかを判断するのに必要な検査です。

梅毒の今までの血液検査は2種類あります。一つは梅毒トレポネーマの抗原を用いるＴＰ（Treponema pallidum）法です。一般には、血球やビーズにトレポネーマ抗原を結合させ、それに陽性の血清を添加し、凝固するか否かで判定する方法で迅速に判定できます。ＴＰＨＡ法が最もよく使われます。もう一つは、脂質抗原（カルデオリピ）を用いるＳＴ

S（Serologic Test for Syphilis）法です。

STS法は、感染から数週間程度で陽性になるため早期の診断に有効です。しかし、梅毒以外の妊娠や肝障害、膠原病などで偽陽性となることがあります。これはカルデオリピンと呼ばれる牛の心臓から抽出された抗原を使用していたため、交差反応がよく起こりました。

TP法は梅毒以外の原因で陽性になりにくく、梅毒の確定診断に有効です。ただし、STS法よりも感染後の期間が長くないと陽性反応が出ません。また、TP法は一度陽性となると一生涯陰性化することはないので、治療後も陽性となってしまいます。そこで、2種類の検査結果を組み合わせて判断されることもあります。

感染したと思われる日から早い時期に検査を受けると陽性にならないことが多いので、3〜4週間後に受けるようにします。

また、第1期に現れるしこり（初期硬結）や潰瘍（硬性下疳）があれば、組織を切り取り、梅毒トレポネーマを検出する病原体診断を行います。第2期でもいぼ（扁平コンジローマ）などがあれば、直接、梅毒トレポネーマの検出検査を行います。病原体診断は梅毒トレポネーマそのものを検出するため、ＴＰ法やＳＴＳ法で陽性にならない早期でも確実に診断できるメリットがあります。

治療
ペニシリン系の抗菌薬を服用

国外では梅毒の治療はペニシリンの筋肉注射が行われていました。日本では１９５６年に歯科治療で化膿止めの目的で使用されたペニシリン注射でショック死が発生して社会問題となり、代わりにペニシリン系薬剤の内服薬が使用されています。投与期間は第１期が2～4週間、第2期は4～8週間、第3期以降は8～12週間を要します。

ペニシリン・アレルギーがある場合は、ミノサイクリンかドキシサイクリンなどの内服治療になります。

梅毒は治療しなくても症状が消えるため、治ったと自己判断で服薬をやめてしまうと、完治せずに病状が進行してしまいます。必ず医師の指示を守るようにしてください。薬の飲み忘れや自己判断でやめてしまう患者が少なくないことから、厚生労働省では2020年度から保健所を通じて電話で患者に飲み忘れがないか、服用をやめていないか確認する事業を始める方針を発表しています。梅毒の完治、感染拡大防止には、医師の指示どおりにペニシリン系薬剤またはドキシサイクリンを服用することが不可欠なのです。

完治したかどうかを判断するために、STS法の検査を定期的に行います。治療後6か月経過しても数値が下がっていない場合、再感染の心配もあります。HIV感染症と併発した場合、数値が下がらないケースが多いので、HIV感染症の検査も必要になります。

Ⅱ．性器クラミジア感染症

わが国で最も多い性感染症

性器クラミジアの感染患者は、2018年の定点観測では全国で2万5467人となっていて、性感染症の罹患者数としては最大です。近年は2万5000人前後で推移していて急激な増加は見られませんが、減ることはなく、わが国で最も多い性感染症であることが確定しています。

男性が約1万2000人、女性が約1万3000人とやや女性が多く、その傾向は10年以上続いています。なかでも20代の女性は7800人を超えていて、全体の3分の1を占めています（**図7**）。また、10代でも約2000人が罹患していて、そのうち1570人

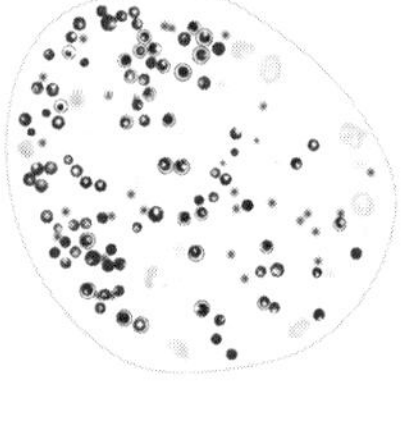

性器クラミジア

図7　年代別、男女別クラミジア感染症患者数（2018年）

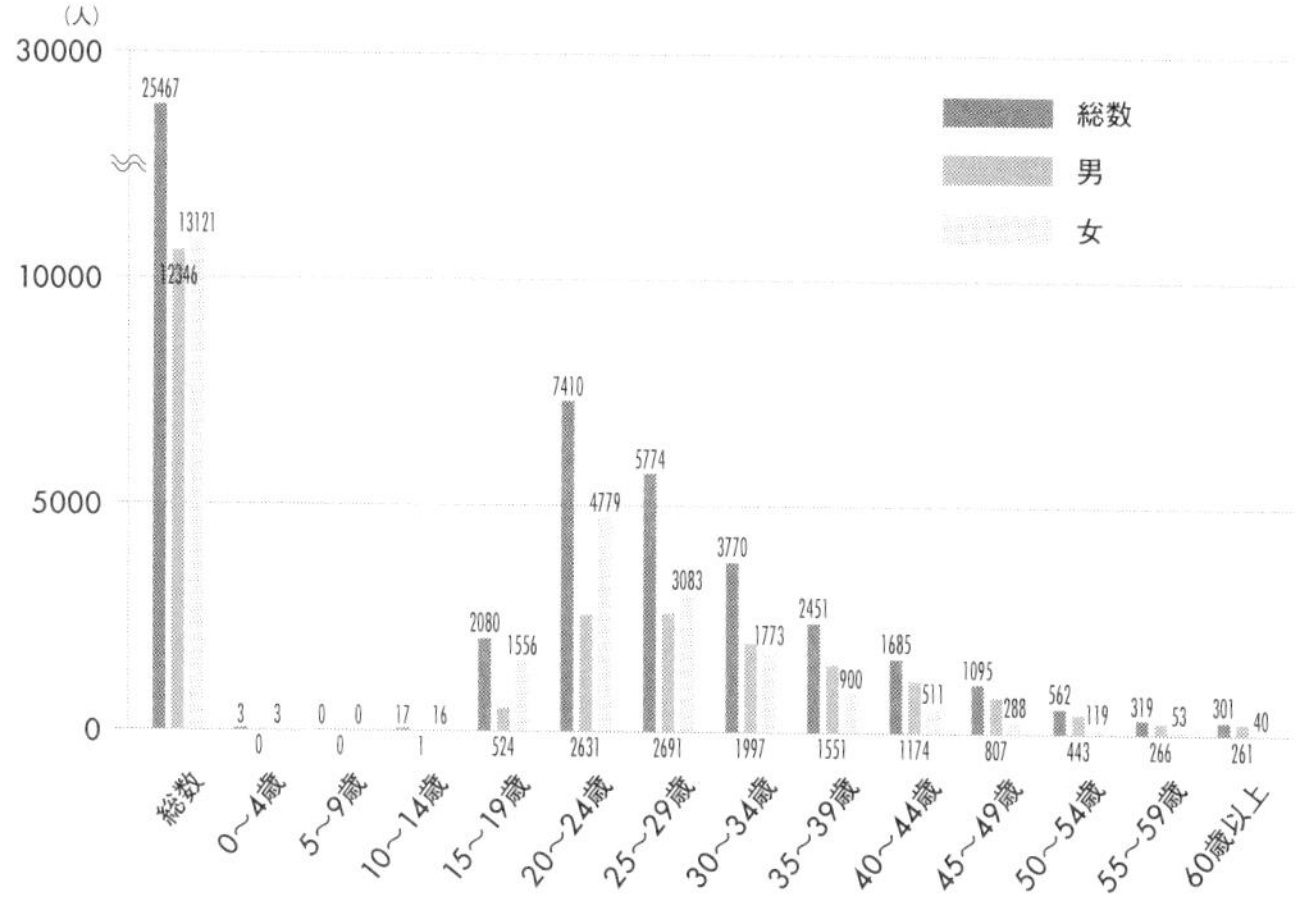

出典：厚生労働省「感染症発生動向調査」より

ほどが女性です。高校生10人に1人がクラミジア感染症にかかっているという推計があることは第1章でも述べました（22ページ参照）。クラミジア感染症は若い世代、とくに10～20代の女性に多いという特徴があります。

あくまで定点観測数ですので実際の罹患者数は把握できませんが、およそ45～50万人と推定されています。100万人とする説もあり、非常に多くの人たちが感染していることは間違いないでしょう。

世界的に見てもクラミジア感染症に

かかっている人は多く、WHOは2016年の調査で1億2700万人が新たに感染していると発表しました。アメリカでも2008年に300万人が感染していると推定されていて、非常に罹患者数の多い性感染症といえます。

原因菌と感染経路
性器だけでなく喉や目に発症することも

クラミジアは細胞内寄生細菌で、生きている細胞のみで増殖可能です。人工培地では増殖できません。鳥の体内にいるオウム病クラミジアがヒトに感染すると、肺炎を引き起こすオウム病を発症します。

クラミジアのなかで性器クラミジア感染症の原因菌となるのは、クラミジア・トラコマチスです。トラコーマという目の病気（トラコーマ結膜炎）を引き起こす原因菌と同じです。昔は日本でもプールで子どもたちが感染していました。消毒剤の使用などによって衛生環境が整備され、今ではトラコーマ結膜炎にかかる子どもも少なくなっています。

性器クラミジア感染症は、性行為によってクラミジア・トラコマチスが感染することで発症します。泌尿生殖器の粘膜に感染するほか、オーラルセックスで喉に感染し、咽頭炎や扁桃炎などを発症する事例が非常に増えています。また、私も若い女性がこれにかかって、発熱している人をよく治療しています。性器クラミジア感染者の分泌物が手指に触れ、その手で結膜にも触れることでクラミジア結膜炎（封入体の入った細胞が見られる結膜炎）を引き起こすこともあります。充血や目ヤニなどの症状が出ます。

また、クラミジアに感染するとＨＩＶやＨＰＶの感染リスクが高まるとされています。

症状（男性）

尿道炎を発症することが多い

尿道炎は排尿痛や尿道痛、尿道分泌物などの症状があります。性感染症による尿道炎は、一般的に淋菌性尿道炎と非淋菌性尿道炎に分けられ、非淋菌性尿道炎のなかでクラミジア感染症によるものがクラミジア尿道炎と呼ばれています。クラミジア尿道炎は非淋菌性尿

図8　尿道炎と精巣上体炎の感染経路図

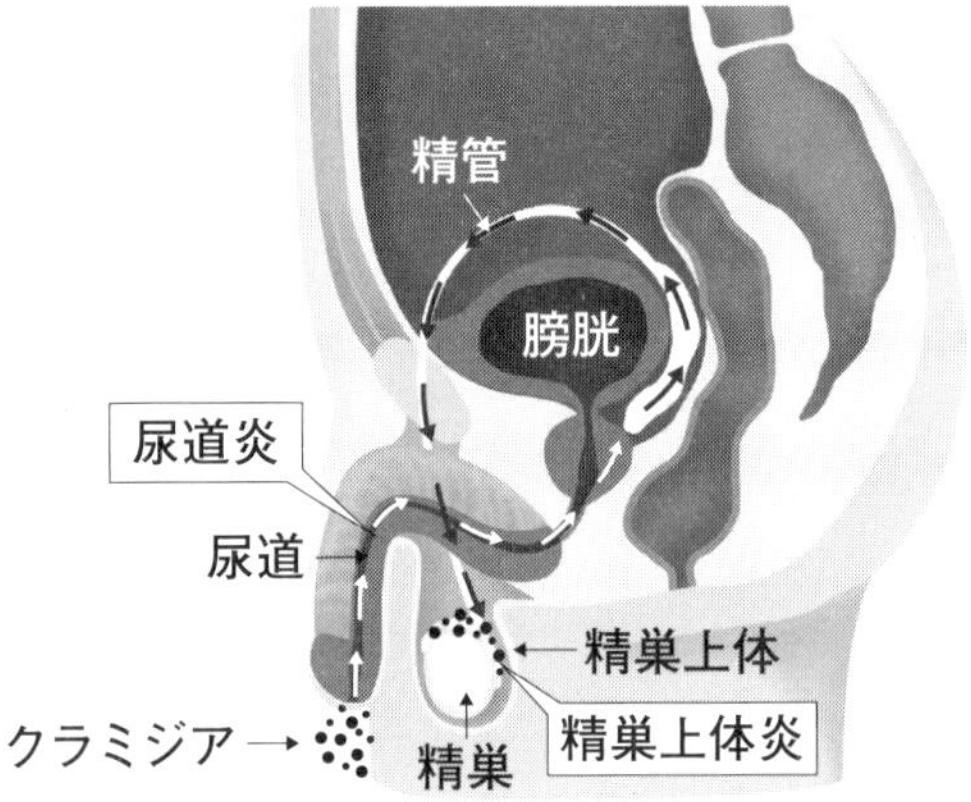

道炎の50％程度を占め、淋菌と混合感染している場合もあります。

クラミジア尿道炎は淋菌性尿道炎よりも症状が軽く、潜伏期間は1～3週間程度です。症状が軽いため、なかなか自覚できません。

クラミジア尿道炎が広がって急性精巣上体炎を引き起こすこともあります。クラミジア・トラコマチスが尿道から上がっていき、精巣の上部から精管までの細長い器官である精巣上体に感染することで発症します。痛みや腫れ、発熱などの症状が出ますが、比較的軽度の場合が多いです（図8）。

図9　子宮の感染経路図

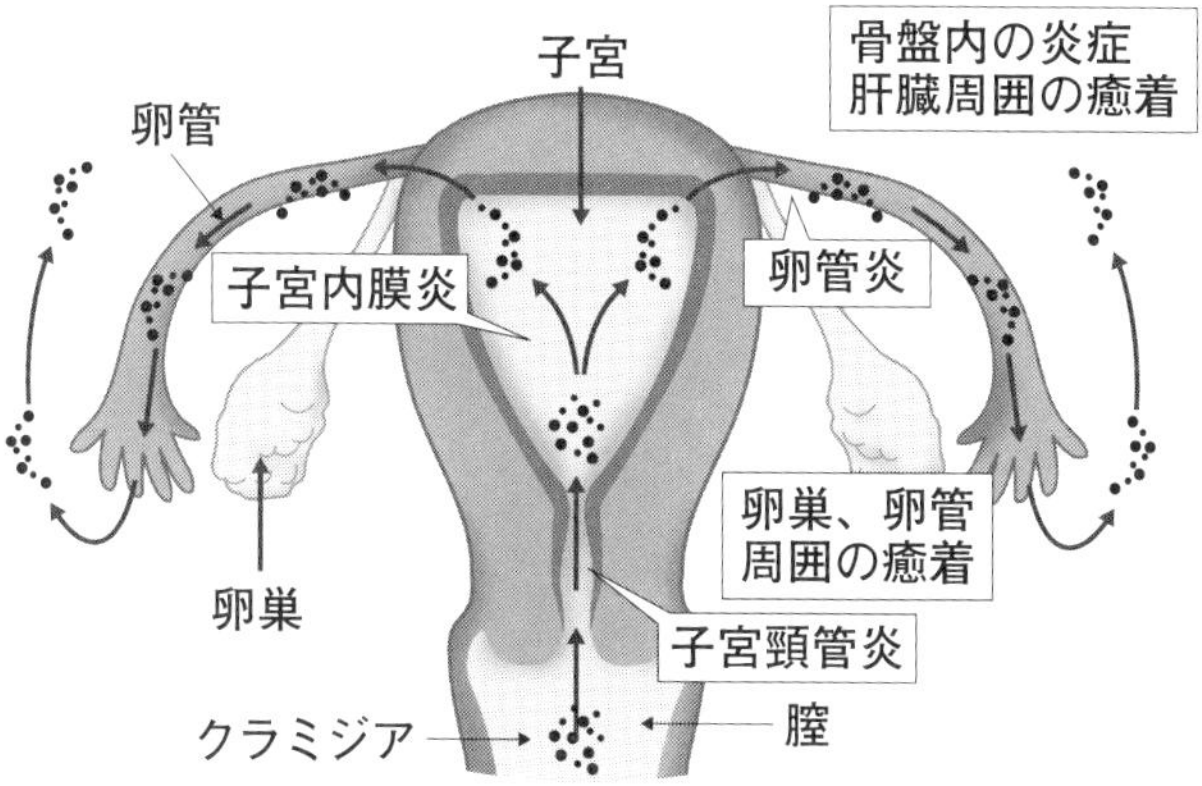

症状（女性）

子宮頸管炎から子宮内部に広がり、不妊症になるおそれも

クラミジア・トラコマチスが性行為によって体内に入ると、子宮の入り口である子宮頸管に感染し、1〜3週間後に子宮頸管炎を発症します。おりものが増えるなどの症状が出る場合もありますが、ほとんど自覚症状がありません。

子宮は子宮頸管から子宮内膜、卵管へと内側が開かれていて仕切りがなく、感染が広がりやすくなっています（図9）。子宮内膜炎や卵管炎など骨盤内炎症性疾患を発症すると、炎症で卵管が狭くなったり、卵巣や卵管の周囲に癒着が生じたりして、精子や受精卵が通れなくなって不妊症になる可能性があります。また、卵管で妊娠してしまう子宮外妊娠になることもあります。子宮内膜炎や卵管炎では、発熱や下腹部痛などの症状が出ますが、無症候の場合もあります。

さらに上腹部に感染が広がると、肝周囲炎を発症することもあります。そのときは上腹部痛を伴います。

妊婦が性器クラミジア感染症にかかった場合、羊膜炎（胎児や羊水を包む膜に細菌が感染して起こす炎症）などが誘発され、流産や早産のリスクとなります。また、産道感染により、出産した新生児が新生児結膜炎や新生児肺炎を発症します。

妊婦に対しては、妊婦検診でクラミジア感染症の検査を行っていて、早期発見を目指しています。見つかれば、アジスロマイシン投与などですぐに治療に直結できます。

検査
確度の高い遺伝子検査が普及

男性の場合は初尿検査や尿道口の分泌液で、女性の場合は子宮頸管の分泌物か、こすりとった細胞（擦過検体）で検査を行います。ただし、女性の場合は感染が腹腔内に広がっているケースなど、子宮頸管の検査ではわからないこともあり、血液検査で抗体検査を併用することもあります。

最近は男女ともにＰＣＲ法などの遺伝子検査が広く行われています。確実性が高く、１つの検体で同時に淋菌検査も可能なので、検査の回数を減らせ、見逃し防止にも有効です。咽頭に感染が疑われる場合は、男女ともに喉からこすりとった細胞やうがい液で遺伝子検査などを行います。クラミジア結膜炎が疑われる場合は、結膜のこすりとった細胞で遺伝子検査などを行います。

治療

抗菌薬の内服が基本

抗菌薬（マクロライド系、キノロン系、テトラサイクリン系）の内服が基本になり、非常に簡単に治せます。重症化している場合は、ミノサイクリンの点滴投与が行われます。妊婦に対しては妊娠中でも使用できるクラリスロマイシン、アジスロマイシンが投与されます。

投薬開始後2週間で再び検査をして、治癒（クラミジア・トラコマチスの消失）しているかどうか確認します。自己判断でやめてしまって性行為を再開すると、パートナーに感染させ、本人も再感染してしまうことになりかねません。

こうした往復感染を防ぐため、パートナーの治療は必須です。症状が出ていなくても感染している可能性があります。とくにパートナーが複数いる場合、パートナーが変わった場合などは再感染に要注意です。

Ⅲ．ＨＩＶ感染症

日本では毎年ＨＩＶに1000人が感染し、400人は「いきなりエイズ」を発症

ＨＩＶは「Human Immunodeficiency Virus（ヒト免疫不全ウイルス）」のことで、病原体から体を守る免疫細胞に感染するウイルスです。Ｔリンパ球（ＣＤ４陽性細胞）など免疫細胞にＨＩＶが感染すると、徐々にこれらの細胞が減っていき、免疫機能が低下して通常は感染しない病原体に感染しやすくなり、日和見感染症（101ページ参照）や悪性腫瘍などを発症します。この病気の状態をエイズ（ＡＩＤＳ：Acquired Immuno-Deficiency Syndrome）と呼びます。日本語では後天性免疫不全症候群といいます。

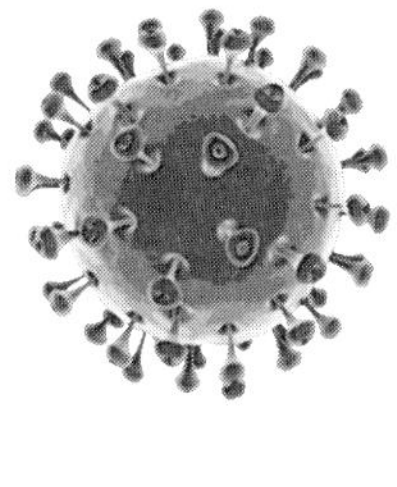

HIV ウイルス

図10　HIV感染者・エイズ患者の年次推移

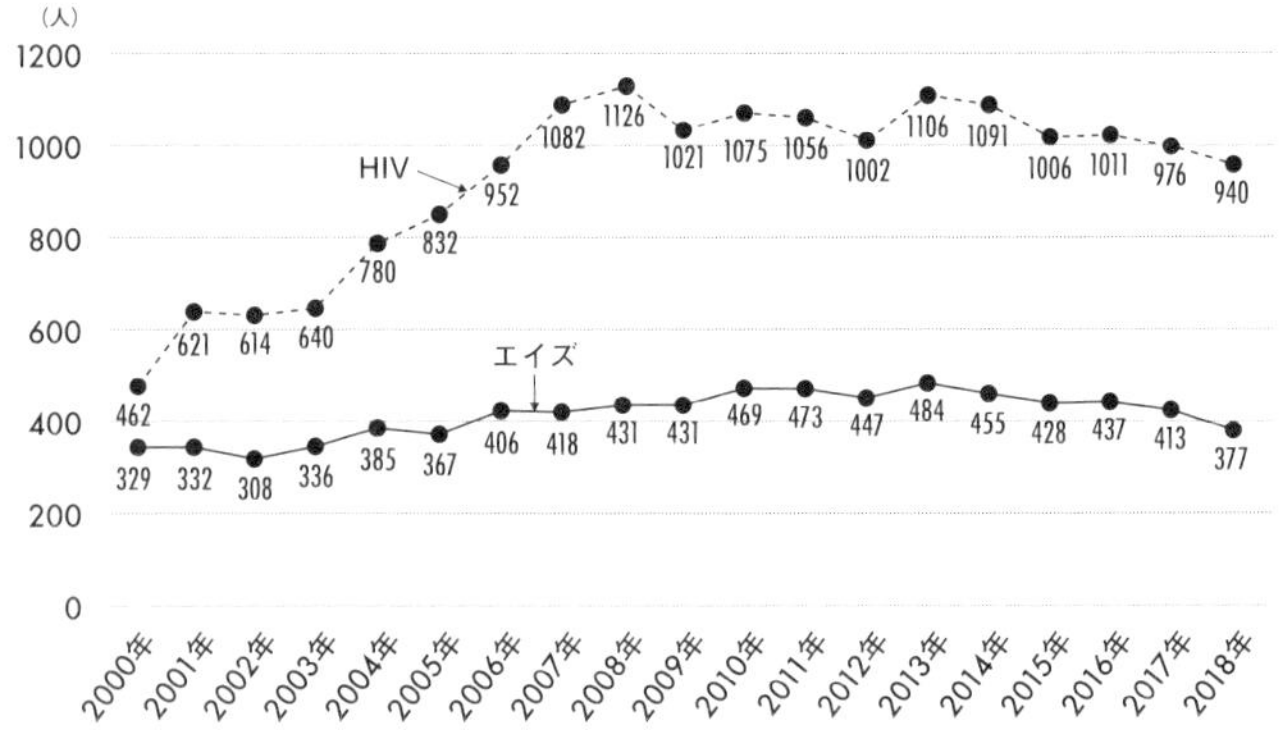

出典：厚生労働省エイズ動向委員会「平成30年エイズ発生動向年報」より

厚生労働省エイズ動向委員会によると、2018年の新規HIV感染者は940人、新規エイズ患者は377人、合計1317人です。HIV感染者の新規報告数は2008年がピークで、新規エイズ患者数は2013年がピーク、両者合わせた新規報告者数は2013年をピークとして、やや減少傾向です（**図10**）。なお、1985年の調査開始以来、累計報告数は3万人を超えています。

HIV感染症は症状が出ない期間が長くあり、HIVに感染していても気付かずにエイズを発症した場合、新規エイズ患者とカウントされます。新規HIV感染者が進行してエイズになった場合は病変という報告になります。

エイズ発症によって初めてＨＩＶ感染がわかることを、俗に「いきなりエイズ」と呼んでいます。２０１８年の新規のＨＩＶ感染者は９４０人でしたが、「いきなりエイズ」を発症した人が３７７人もいたということは、ＨＩＶ感染に気付いていないＨＩＶ感染者が相当数いると推定されます。日本血液センターに勤務していた私の知り合いの医師は、輸血用検査により、日本の正式な発表の約4倍はＨＩＶ陽性者がいるのではないかと予想していました。

ＨＩＶ感染を早期に発見すればエイズ発症を抑えることができるため、ＨＩＶ感染の早期発見は大変重要になっています。

ＨＩＶは男性の同性間の性的接触による感染が多い

２０１８年の新規感染者の報告では、男性が90％以上と圧倒的多数となっています。ＨＩＶ感染者は94・6％、エイズ患者は93・6％を占めています。ＨＩＶ感染者では71・3

図11　HIV感染者・エイズ患者の男女割合（2018年）

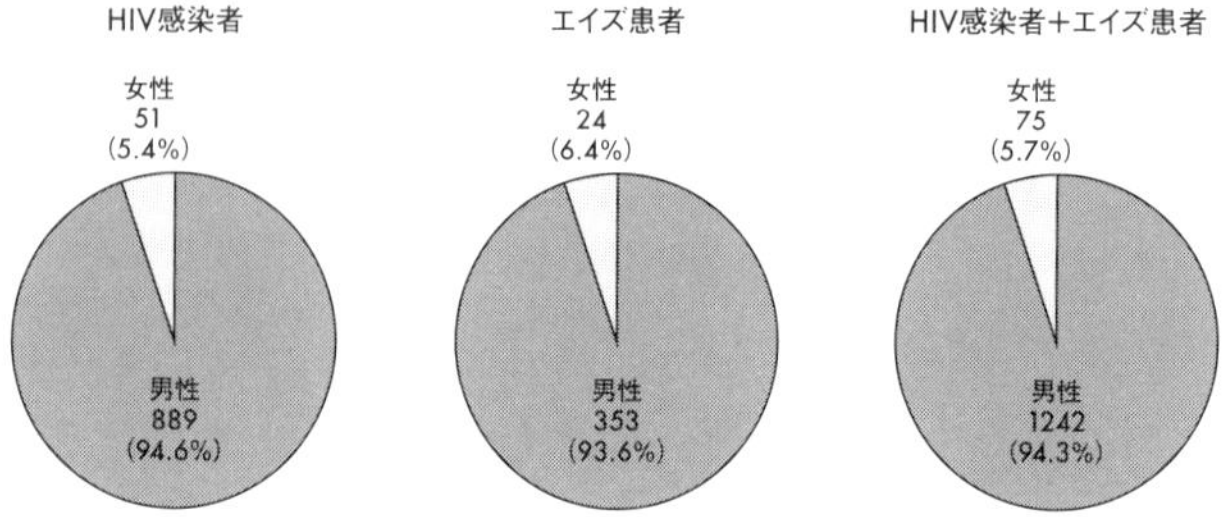

出典：厚生労働省エイズ動向委員会「平成30年エイズ発生動向年報」より

%が同性間の性的接触によって感染していて、ＭＳＭ（男性同性愛者）に感染者が多いことがわかります（図11）。

なぜ男性にこれほどＨＩＶ感染者が多いのでしょうか。女性の膣壁よりも直腸または肛門の粘膜のほうが性交時に裂けやすいこと、血液や精液を通して感染しやすいこと、異性間では避妊にコンドームを使用することが多いのに比べ、ＭＳＭはほとんどコンドームを使用しないことなどが理由とされています。

エイズ患者の場合は、同性間の性的接触によるものが54・4%、異性間の性的接触によるものが23・6%と、異性間の性的接触による割合が増えています。わが国では、異性間の性的行為でＨＩＶへのリスク管理

図12　HIV感染者・エイズ患者の年代別割合（2018年）

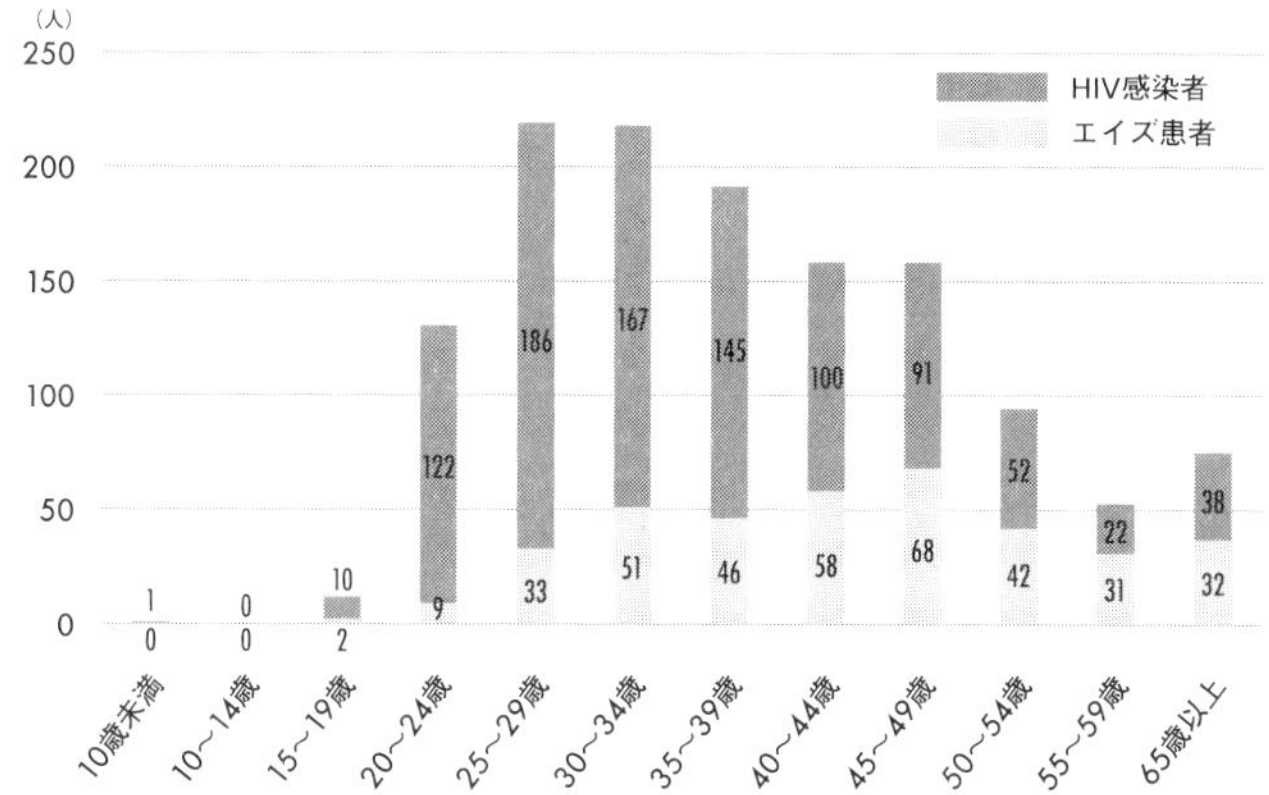

出典：厚生労働省エイズ動向委員会「平成30年エイズ発生動向年報」より

意識が低いと思われます。

年齢別では、ＨＩＶ感染者では25～29歳が１８６人と最も多く、30～34歳が１６７人で２番目に多くなっています。エイズ患者では45～49歳が68人と一番多く、次いで40～44歳が58人となっていて、40代の「いきなりエイズ」が多いことがわかります（図12）。

世界では３７９０万人がＨＩＶに感染

国連合同エイズ計画（ＵＮＡＩＤＳ）は２０１８年末現在、ＨＩＶ感染者は世界中で３７９０万人と推計しています。東部・南部アフリカで２０６０万人、アジア太平洋で５９０万人、西部・中央アフリカで５００万人と推定されていて、アフリカやアジアで感染者が多いとされています。２０１８年に新規にＨＩＶに感染した人は１７０万人いて、そのうち15歳未満の子どもが16万人もいます。

ＨＩＶ・エイズの歴史①
１９８１年、突然現れたエイズ

エイズの症状が最初に報告されたのは１９８１年、アメリカの男性同性愛者の6例でした。当時は病原体がわからず、したがって治療法もなく、急激に死に至ることなどから、人々は驚きと不安を抱き、社会的な関心が高まりました。そして、各界で活躍する著名人がエイズを公表し、その後に死亡することで、世界中に衝撃が走ったのです。１９８５年に俳優のロック・ハドソン、１９９０年に画家のキース・ヘリング、１９９１年にはロックバンド「クイーン」のボーカルであるフレディ・マーキュリー、１９９３年にロシアのバレエダンサー、ルドルフ・ヌレエフなどがエイズで亡くなりました。

エイズが不治の病として恐れられるなか、1983年にフランスのパスツール研究所のモンタニエとバレシヌシらによってHIVが発見されます。この発見によって彼らは2008年のノーベル賞を受賞しています。

そして、抗HIV薬が次々と開発され、抗HIV薬を混ぜ合わせた多剤併用療法（カクテル療法）が普及したことで、エイズは必ずしも死ぬ病気ではなくなりました。現在では抗HIV薬を飲み続けていれば、免疫細胞が減ることはなく、免疫機能の低下が起きないので、HIVに感染していても天寿をまっとうできるまでになりました。

しかし、抗HIV薬は高価です。エイズが多く発症している発展途上国では、患者は経済的に抗HIV薬を入手することがあまりできません。発展途上国では特許が公衆衛生の障害となっているとして国内法を整備、特許料を支払わない後発医薬品（ジェネリック薬）を製造しました。当然、抗HIV薬の特許を持っている製薬会社は反撃します。たとえば、南アフリカでは製薬会社が南アフリカ政府を提訴しました。しかし、国境なき医師団などが「命を救うための必須薬品」を貧しい人々に届けるために、特許の乱用を阻止するキャンペーンを行うなど国際世論を形成し、２００１年に製薬会社は訴訟を取り下げたのです。

発展途上国では抗ＨＩＶ薬の価格が下がったため、エイズによる死亡者が減りました。しかし、アフリカなどではいまだにエイズで死亡する人が少なくありません。

ＨＩＶ・エイズの歴史②

薬害エイズの悲劇

日本で最初にエイズで死亡したのは、１９８３年の血友病患者でした。

血友病とは出血したときに止血に必要な凝固第Ⅷ因子の量が先天的に少ないか、働きが悪く、いったん出血すると血が止まりにくくなる病気です。不足しているこの凝固因子を注射することで、通常の止血能力が得られます。

１９８０年代初頭の日本では、血友病治療のための血液製剤の大半をアメリカからの輸

寄り道コラム⑤

フランスとアメリカの大統領が政治決着したエイズウイルス発見と特許権争い

1983年にフランスのパスツール研究所のモンタニエとバレシヌシらが、エイズ患者のリンパ節からエイズウイルスの分離に成功してLAVと命名。アメリカの科学雑誌『サイエンス』に論文を発表しました。

翌年の1984年にアメリカの国立衛生研究所（NIH）のギャロらがエイズの原因ウイルスとしてHTLV-3の分離に成功。カリフォルニア大学のレヴィらも原因ウイルスとしてARVを分離しました。これらはのちに同じウイルスであることがわかり、1986年にHIVという名称に統一されました。

こうしたエイズウイルスの分離競争のなかで騒動が持ち上がりました。ギャロのエイズウイルス分離の論文発表の前に、NIHを統括するアメリカの厚生長官が分離成功を発表したのです。前年に分離に成功していたフランスのモンタニエ側は抗議声明を出しました。HIVの抗体測定キットの特許権を巡る争いとなり、1985年にはLAVとHTLV-3の遺伝子塩基配列がほとんど同じであることがわかり、同一患者からのウイルスである可能性が浮上し、ギャロのウイルス盗用疑惑が持ち上がったのです。巨額の特許権益がからみ、議論は紛糾して政治の場に持ち込まれることになりました。1987年にフランスのシラク大統領とアメリカのレーガン大統領は会談して、両者の権利を認め、特許料などを折半するという政治決着が図られたのです。自国に入る巨額の特許料、争いが続くことでエイズの治療薬の開発が遅れることなどを総合的に踏まえた、まさに政治的決着でした。

しかし、前述したように、2008年のノーベル賞はモンタニエとバレシヌシに授与され、科学的にはHIV発見の名誉はモンタニエ側に与えられたのです。

入に頼っていました。血液中の凝固因子は少ないので、多人数の献血や売血を一つにまとめて製造していました。そのなかにＨＩＶ感染者がいれば、血液製剤にＨＩＶが入ってしまうことになります。

当時、輸入されていたのは非加熱製剤で、ＨＩＶは60℃前後の加熱によって簡単に不活化できるのですが、アメリカですでに認可されていた加熱製剤は、日本では認可されていませんでした。認可されたのは１９８５年になってからです。血友病患者５０００人のうち、１４３５人が血液製剤によってＨＩＶに感染し、５７２人がエイズを発症して死亡しています。非加熱製剤が回収されず、加熱製剤の認可が遅れたことに対し、患者から民事訴訟が起こされました。薬害エイズ事件で、当時、厚生労働省の郡司篤晃担当課長がこの製剤を認可し、さらに安部英帝京大学教授もこれを承認したとのことで刑事訴追され、一大社会問題となりました。１９９６年に当時の菅直人厚生大臣が国の責任を認めて民事訴訟した患者に謝罪し、和解が成立しました。

この和解をもって薬害エイズ＝日本のエイズ問題は解決したと思っている人が多いよう

です。しかし、前述したように、毎年1000人前後が新たにHIVに感染し、累計で3万人を超える人がHIVを保菌しています。エイズを新たに発症する人も毎年400人前後います。日本では今もHIV感染やエイズが発生していて、決して他人事ではないことを知っていただければと思います。

なお、話がそれますが、現在の新型コロナウイルス危機と同様、厚労省や一部の官僚御用医師らが決定した結果の過ちです。なぜコロナウイルスの簡単なPCR検査をすぐ行えないのか、現場の医師としてはこの対応の悪さに厚労省に怒りを感じています。

原因菌と感染経路

HIVの起源はアフリカのサル

HIVは2種類あり、HIV-1とHIV-2に分けられます。HIV-1の起源は中部アフリカとされ、チンパンジーの持つサルのウイルスが種を超えてヒトに感染したと言われています。チンパンジーを狩猟して解体・調理する際に血液を通じて感染したと推定されています。アフリカに働きに来ていたハイチ人がＨＩＶを持ち帰り、ハイチからアメリカへと感染が拡大していったと思われます。

一方、ＨＩＶ-2は絶滅危惧種のサルであるスーティーマンガベイのウイルスがヒトに感染したもので、病原性はＨＩＶ-1よりも低いものです。

ＨＩＶの感染経路として最も多いのは性行為です。ＨＩＶは血液や精液、膣分泌液に多く含まれています。性行為によって相手の性器や肛門、口などの粘膜や傷口を通して移ります。

性行為による感染以外では血液を介しての感染と母子感染があります。

血液を介しての感染は、注射器・注射針の共用による麻薬の回し打ち、医療現場での針刺し事故、輸血などから生じます。なお、輸血については現在、日本赤十字社において献血血液の厳格なＨＩＶ検査を行っています。

母子感染は産道感染や母乳哺育による感染によって生じます。

症状①
感染初期から無症候期へ—インフルエンザのような症状が出て消失

ＨＩＶが体内に入ると、１～２週間で免疫細胞に感染し、急激に増殖します。感染者の約半数は発熱、喉の痛み、リンパ節が腫れる、頭痛といったインフルエンザのような症状が出ます。やがて、ウイルスを抑え込もうとする免疫反応が働いて、ほとんどの場合は症状が軽快し、無症候期へ移行します。

無症候期は10年ほど続く人もいれば短期間でエイズを発症する人もいます。症状は不特定ですが、体内でＨＩＶは増殖し、免疫細胞は次々と死滅しています。

症状②
エイズ発症—日和見感染症などを発症

免疫細胞が減り続けることで、日和見感染症や悪性腫瘍が発症します。エイズはＨＩＶ

感染そのものによって死亡するのではなく、免疫機能の低下により通常は排除される病原体が増殖することで、その病原体による病気が進行して死に至ります。

このように通常ならば感染しないのに、症状が出るような感染が起こることを「日和見感染」といいます。日和見とは天気の様子を見ることですが、事の成り行きをうかがって去就を決めないという意味もあります。つまり、病原体が体の免疫状態低下を見ながら、普通では病原性があまりない菌の増殖をも決めるという意味で、日和見感染症という名前が付いています。

厚生労働省は23の疾患をエイズの指標疾患としていて、HIV検査で陽性となり指標疾患が認められた場合、エイズと診断するとしています。次に主な指標疾患を挙げます。

指標疾患

・真菌症

カンジダ症、クリプトコッカス症（肺以外）、ヒストプラズマ症、ニューモシスチス肺

図13　HIV感染症の病状の経過図

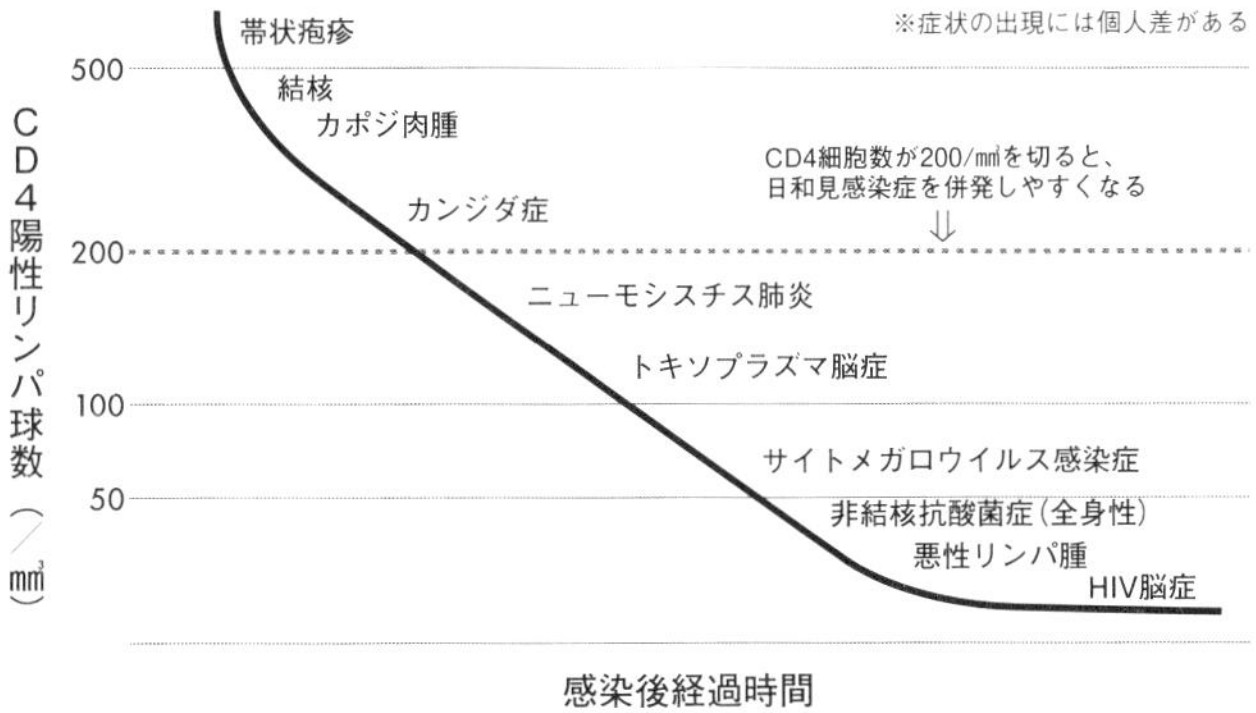

出典：国立感染症研究所ホームページ IDWR 感染症の話「AIDS（後天性免疫不全症候群）とは」より

図にある帯状疱疹は免疫機能の低下によって起こりるが、HIV感染以外で発症することも多く、エイズの指標疾患には入っていない

炎

・原虫症

トキソプラズマ脳症

・細菌感染症

化膿性細菌感染症（敗血症、肺炎など）、活動性結核（肺結核または肺外結核）、非結核性抗酸菌症

・ウイルス感染症

サイトメガロウイルス感染症、ヘルペスウイルス感染症

・腫瘍

カポジ肉腫、非ホジキンリンパ腫

・その他

反復性肺炎、ＨＩＶ脳症
免疫細胞（ＣＤ４リンパ球）の減少と日和見感染症の関係について、国立感染症研究所では図13を発表しています。
エイズを発症し、多種多様な症状が出現し、最終的には感染免疫を司るＣＤ４陽性Ｔ細胞がなくなり、いくつもの感染症が重なり、最後には死んでいく人を、私は25年ほど前にタイでチュラロンコン大学ファヌパック教授と見ていました。

検査

感染初期は偽陰性になるので要注意！

ＨＩＶ検査では抗体検査と病原体検査が行われます（図14）。
スクリーニング検査（特定の疾患を発見するために振り分ける検査）として、採血して抗体検査が行われます。検査法はＥＩＡ法とＩＣ法などがあります。ＩＣ法は当日に結果がわかりますが、ＥＩＡ法よりも感度が劣ります。

図14　HIV抗体検査の流れ

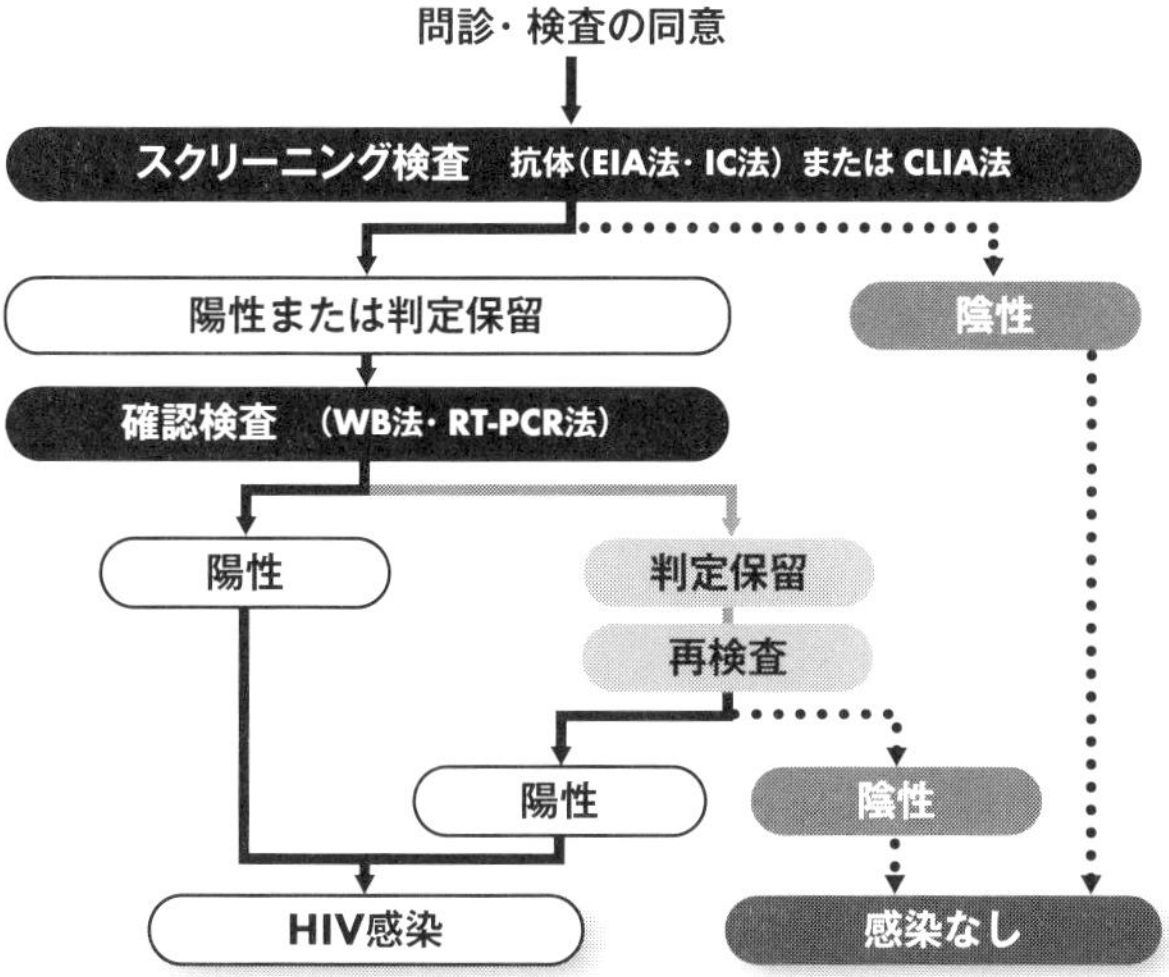

出典：中四国エイズセンターホームページ「HIV 抗体検査について」より

最近は抗原（免疫反応を引き起こさせる物質）と抗体（体内に入った抗原を体外へ排除するために作られるタンパク質の総称）を同時に調べられるＣＬＩＡ法も行われています。

ＨＩＶに感染してから抗体ができるまで22日程度かかり、３か月を過ぎるとほとんどの感染者で抗体が陽性化します。抗体ができるまでは、抗体検査をしても陽性にはなりません。

スクリーニング検査では検出感

度が求められますが、偽陽性の可能性が排除できません。正確性のある確認検査として病原体検査を行う必要があり、遺伝子によるさまざまな検査法が実施されています）。

日本では1987年から全国の保健所で匿名のHIV検査が始まり、1993年から無料化されています。エイズに社会的関心が高かった1992年には保健所での検査数が13万件を超えましたが、その後、関心が低くなるにつれ減少しました。しかし、夜間の受付や即日検査を実施したところ、2008年には約17万7000件に増加しました。しかし、その後は減少を続け、2018年は約13万件でした。

HIV感染拡大防止、早期発見によるエイズ発症の防止のために、もっと多くの人に保健所での無料、匿名での検査を受けていただきたいと思います。

治療

多剤併用療法が標準治療に

HIVを体内から完全に排除する治療法は現在まで存在しません。しかし、抗HIV薬が次々と開発されてＨＩＶの増殖を抑え、エイズの発症を防ぐことができるようになりました。抗ＨＩＶ薬は、核酸系逆転写酵素阻害剤、非核酸系逆転写酵素阻害剤、プロテアーゼ阻害剤、インテグラーゼ阻害剤、ウイルス侵入阻害剤があり、これらを3錠以上併用して服用（多剤併用療法あるいはカクテル療法）するのが標準治療となっています。

多剤併用療法が始まった頃は1日20錠ほどを何回にも分けて服用しなければならず、嘔吐や下痢などの副作用も出ていました。しかし、薬剤の改良により、２０１３年から３～4剤が1錠になった合剤が使用できるようになり、１日１回１錠で治療が可能なケースもあります。抗ＨＩＶ薬は一生飲み続けなければいけないので、服薬回数が減り、嘔吐や下痢などの副作用もなくなったことで、長期服用がしやすくなり、治療の成功率を上げる要因となっています。

寄り道コラム⑥

私のエイズワクチンへの挑戦

ＨＩＶ感染症の治療として抗ＨＩＶ薬の開発・改善が進んできました。当然ながら抗ＨＩＶ薬療法はＨＩＶ感染者への治療になります。感染予防という意味では、HIVに感染していない人へのワクチンが望まれます。

ワクチンは毒性を弱めた病原体や毒素を投与することで、その病気にかからないようにする、あるいはかかっても症状が軽くすむようにするためのものです。人間の体には一度入ってきた病原体を記憶し、再び入ってきたときに排除する免疫の仕組みがあります。この免疫の仕組みを利用したのがワクチンです。ワクチンを接種することで、その病原体に対する免疫を体内に作ります。

ワクチンは接種を受けた人がその病気にかからないですむだけでなく、身近な人に移すことを防ぎます。ひいては私たちが住む地域や国を感染症から守ることにつながるのです。エイズワクチンは、HIVが発見されてから世界中の研究者が開発を試みましたが、30年以上経った現在も完成していません。HIVの遺伝子変異率が高く、1株のウイルスに対してワクチンを製造したとしても、すぐに新しく変異したウイルスが誕生してしまい、ワクチンを投与しても新しいHIVウイルスはワクチンとは違うウイルスと認識されて効果が期待できない、という難しさがあるのです。

私もHIVが発見されてから、エイズワクチンの研究に没頭しました。アメリカのメイヨー・クリニックに留学したときに、私はペプチドワクチンの研究を行っていました。エイズワクチンを開発するにあたり、まずHIVの表面の抗原性を持つ部位の20個ほどのアミノ酸を結合させた合成ペプチドを使ったワクチンを考えました。

国内でのワクチン開発には厚生省の承諾が必要でしたが、当時は国内でエイズワクチン開発の機運がなく、海外で研究開発を行うことに方針を転換しました。科学雑誌『ネイチャー』に発表した最新データを見て、タイ政府からエイズワクチン開発の打診があり、チュラロンコン大学のファヌパック教授などと共同研究をスタートさせました。

ところが、国立感染症研究所の研究者グループが私の研究を誹謗し、マスコミに流布するなどしたのです。わが国では新しいことを始めようとすると、旧勢力が潰しにかかるという風潮があり、誠に嘆かわしいことだと思います。こうした風評被害により、この共同研究も断念せざるを得ませんでした。それでも、私のエイズワクチン実現への情熱は変わらず、独自に研究を進めました。

エイズワクチンとして当初はペプチドワクチンを考えていたのですが、病原体のDNAを使うDNAワクチンやウイルスベクターワクチン（安全なウイルスにエイズのDNAを挿入したワクチン）のほうが、より強力な細胞性免疫が得られることがわかってきました。

私はエイズに対するDNAワクチンを1995年に公表しました。エイズDNAワクチンとして世界的に最も早い時期の発表でした。その後も、アメリカのNIH（国立衛生研究所）のデニス・クラインマン主任研究員やスウェーデンのカロリンスカ大学のブリッタ・ウォーレン教授らとDNAワクチンの研究を進めました。また、ウイルスベクターワクチンについても、NIHのモス部長のグループと共同研究を進めました。

世界ではDNAワクチンやウイルスベクターワクチン以外にもさまざまなエイズワクチンの研究が行われましたが、今のところマウスやサルのレベルでは有効性が確認されても、臨床試験で多数の患者を対象に有効性と安全性を確認する第Ⅲ相まで進んでいるものはほとんどありません。

HIVの発見以来、抗HIV薬とエイズワクチンは同時に研究開発がスタートしましたが、前述したように抗HIV薬は目覚ましい発展を遂げ、ワクチンは遅れを取ってしまいました。しかし、アフリカなど発展途上国では高価な抗HIV薬を購入できない人々が多くいます。一人の医師として、ワクチン研究者として、一刻も早くエイズワクチンを完成させたいと考えています。

また、DNAワクチンは結核やマラリア、デング熱、エボラ出血熱、ジカ熱などに対する重要なワクチン候補として開発が進められています。このように、私が今までに行ってきたエイズワクチンの研究成果は、他の感染症予防ワクチンの開発にも役立つものと確信しています。

なお、ワクチンに関しては拙著『新型ワクチン』（創英社／三省堂書店）に詳しく書きましたので、興味のある方は参照していただければ幸いです。

Ⅳ．尖圭コンジローマおよび子宮頸がん

20代に多く発症

尖圭コンジローマは、ＨＰＶ（ヒトパピローマウイルス）に感染し、生殖器やその周辺に小さないぼ（ぶつぶつ）ができる感染症です。

２０１８年の定点報告では５６０９人が発症しています。発症年代別では25～29歳が１１０４人、20～24歳が９６６人と20代が突出しています（図15）。

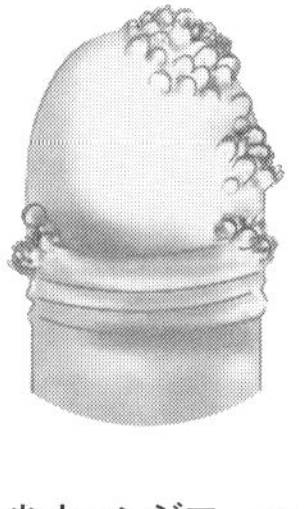

尖圭コンジローマ

原因菌と感染経路

ローリスク型ＨＰＶが原因菌

図15　年代別、男女別尖圭コンジローマ感染症患者数（2018年）

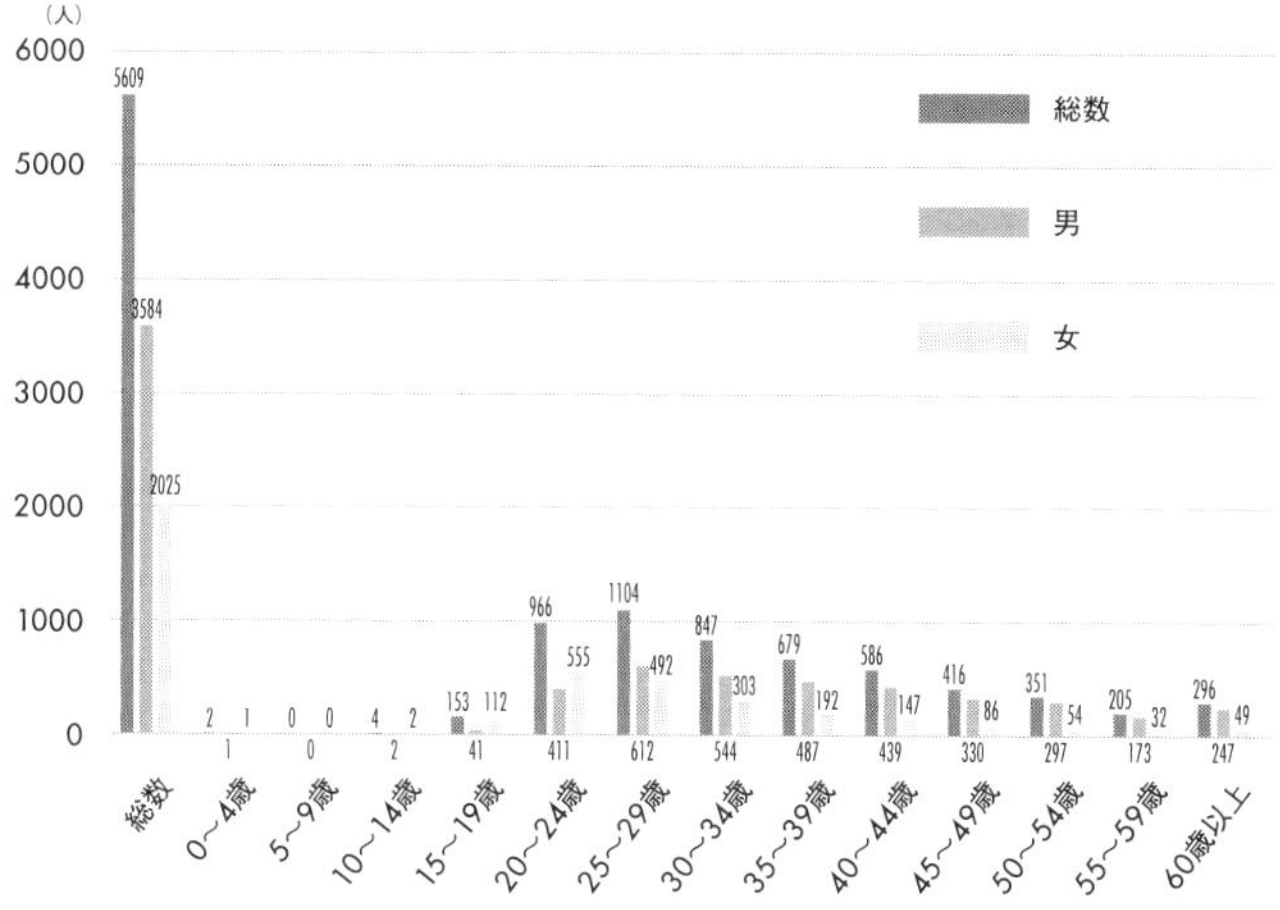

出典：厚生労働省「感染症発生動向調査」より

原因菌のＨＰＶは１８０種類以上のタイプがあり、ローリスク型ＨＰＶとハイリスク型ＨＰＶに分けられます。ローリスク型ＨＰＶは尖圭コンジローマのようにがん化するリスクの少ない良性腫瘍の原因となり、ハイリスク型ＨＰＶは子宮頸がんや陰茎がんの原因になります。尖圭コンジローマを発症させるのはＨＰＶ６型と11型であり、子宮頸がんを発症させるのはＨＰＶ16型や18型です。

　尖圭コンジローマは、オーラルセックスを含む性行為によってＨＰＶが感染することで発症します。また、稀にですが、両親や医療従事者の手指を介して幼児に感染することもあります。分娩時の母子感染で乳児の喉に乳頭腫（いぼ）ができることもあります。

症状

カリフラワー状のいぼができる

感染初期には痛みや痒みなどの症状はほとんどありません。3週間から8か月ほどの潜伏期間を経て、表面がとげとげした乳頭状、カリフラワー状のいぼが性器、肛門などの周辺にできます。色は淡紅色や褐色で、いぼが大きくなると痛みや痒み、出血が見られることもあります。20～30％は3か月以内に自然消滅します。

検査

視診が基本、確定診断には遺伝子検査

いぼの形態が特徴的なので視診で診断できることが多いです。確定診断は生検（体から組織の切片などを取って行う検査）による組織検査か遺伝子検査を行います。HPV6型や11型と、ハイリスク型のHPV16型、18型を混合感染している場合もあります。

治療

塗布薬と外科治療

イミキモド5％クリームという塗り薬が世界75か国以上の国で使われていて、日本でも2007年から保険適用になりました。塗った部位の免疫力を高める薬で、HPVの増殖を抑え、HPVに感染した皮膚の細胞を壊すことでいぼを消失させます。

塗った部位に赤みやただれなどの副作用が出ることもあります。塗ったまま性行為をするとパートナーに副作用が出ることもあり、いくつかの注意点もあるので、医師及び薬剤師の説明を聞き、注意を守ることが大事です。簡便な治療法で、いぼの痕が残りにくいのがメリットですが、デメリットは治療期間が数か月かかることです。

いぼが大きい場合などは、外科治療を検討します。外科治療としては次のような治療法があります。

・凍結療法　いぼを液体窒素で凍らせて取り除きます。
・レーザー治療　炭酸ガスレーザーでいぼを取り除きます。
・外科的切除　専用器具でいぼを切除します。

塗布薬治療、外科治療のいずれも単独では治癒率が60～90％、再発率が20～30％あるので、複数の治療を行うこともあります。そして、治療によっていぼがなくなったように見えても、再発する例が少なくありません。数か月程度は通院して経過を見ることが大切です。

HPV感染による子宮頸がん

前章でも述べましたが、子宮頸がんの発生の多くにHPVが関係していることが判明しています。HPVは女性の性経験のある人は、50％の確率で一度は感染するといわれています。しかし、感染後あまり症状は見られません。膣がん、肛門がんなどにもHPV感染者はなりやすいといわれています。とくに近年、若い女性の子宮がんなどが多く注目されています。一度HPVに感染すると、自然に排除されることもありますが、長い間HPVが排除されなければがんになる場合もあります。

寄り道コラム⑦

WHOも日本に警告。HPV感染による子宮頸がんの予防にワクチンは必要

HPVハイリスク型の16型や18型に子宮部が感染すると、子宮頸がんのリスクが高くなります。

子宮頸がんは子宮の入り口の子宮頸部に発生するがんです。「異形成」という前がん状態を経てがん化します。日本では、毎年1万人以上の女性が新たに子宮頸がんを発症しています。「異形成」の早期の段階で発見できれば、子宮を温存することもできますが、進行すればほとんどの場合、全摘せざるを得ません。早期に発見できず、がんが進行してしまい、子宮頸がんで亡くなる人が毎年3000人近くもいます。

国立がん研究センターと国立成育医療研究センターは、全国844の医療施設で39歳以下のがんについて調査を実施。2016～2017年の2年間でがんと診断されたのは約6万2000人で、15～39歳では女性が77・8%を占め、そのうち4割が子宮頸がんでした。まさに妊娠・出産が可能な世代の女性に、子宮頸がんが多いのです。

子宮頸がんを予防するにはワクチン接種が必要です。

HPVは変異の少ないウイルスであり、ワクチ

ンの作製が比較的容易なため、現在、数種類のワクチンが開発されています。

子宮頸がんの原因の90％以上がHPV感染であり、約70％は16型や18型によるものです。HPVワクチンはHPV16型、18型の感染をほぼ予防することができます。HPVは性行為によって感染するので、性行為が未経験の10代前半にワクチンを接種する必要があります。

欧米をはじめ世界各国では、国のプログラムとして10代前半の女性にHPVワクチンの接種を行っています。プログラム開始から10年前後がたち、接種率が70％を超える国ではHPVの感染率が減少し、子宮頸がんの異形成の進んだ状態である「中等度異形成」や「高度異形成」の減少が報告されています。

ちなみに、HPVワクチンは尖圭コンジローマの予防にも有効で、オーストラリア、ニュージーランド、アメリカなどでは、ワクチン接種により尖圭コンジローマも減少しているというデータが出ています。

日本では2010年から中学1年から高校1年までの女子を対象に公費で助成するHPVワクチン接種が行われ、2013年から定期接種となりました。ところが接種後に原因がはっきりしない副反応が出た人がいることが大々的に報道され、厚生労働省はワクチン接種の積極的な推奨を中止。同時期に「専門家の会議において、これまでに収集された医学的情報をもとに分析・評価され、ワクチン接種の有効性と比較したうえで、定期接種を中止するほどリスクが高いとは評価されなかった」とも発表しています。以後、専門部会による検討を重ねていますが、いまだに接種は行うけれど積極的な推奨はしないというスタンスを変えていません。

副反応の報告があったのは約890万回接種のうち2584人で0・03％です。経過追跡できた1739人のうち1550人は回復、軽快して通院不要となっています。副反応の出た人の約9割は回復していて、未回復は186人で接種回数の0・002％です。もちろん副反応の出た人、未回復の人への診療体制やさまざまな支援体制は必要であり、積極的な推奨中止以後に対策が講じられてきました。

しかし、副反応は多様であり、HPVワクチンが原因であるかどうかははっきりしていません。2018年にはイギリスの科学誌『Scientific report』が、2016年に掲載された日本人研究者のHPVワクチンの毒性を裏付けたとする論文を、実験方法が不適切であったとして撤回しています。

一方で、主にHPV感染による子宮頸がんは毎年1万人発症し、3000人近くの死亡者が出ているのです。2013年の推奨中止から6年が経ち、その間にワクチン接種をしなかった女性が、将来、命を落とすことになりかねません。

こうした日本の現状にWHOも警鐘を鳴らしています。

2015年、WHOはHPVワクチンの安全性を発表し、そのなかで「日本政府の決定は不十分な根拠に基づくものであり、安全で効果的なワクチンが使用されないことにより、結果的に真の害を及ぼす」と言及しています。

同じく2015年に日本産婦人科学会はHPVワクチンの接種推奨再開を求める声明を発表。2016年には日本小児科学会、日本産婦人科学会を含む予防接種・ワクチンに関連する学術団体「予防接種推進専門協議会」がHPVワクチンの積極的な接種を推奨する見解を出しています。

長年ワクチンを研究してきた私からすると、HPVワクチンの積極的推奨の中止は短絡的と思わざるを得ません。多様な副反応がワクチンそのものではなく、強烈なショックや心理的葛藤が体に影響を及ぼした可能性があり、心理的アプローチも含めた集学的診療が有効だった例も報告されています。筋肉注射ではなく吸入法、経皮または皮内注射など、ショックが少ない投与方法などを検討することで、副反応の出るリスクをさらに下げることができると思っています。

私は一人の医師として、10代前半の女性にHPVワクチンの接種をすすめたいと考えています。10代前半の娘さんのいるご家庭では、科学的根拠のはっきりした情報をチェックしたうえで、HPVワクチン接種を検討していただければと思います。

Ⅴ. 淋菌感染症

20代の感染者が全体の40％

淋菌感染症は淋病とも呼ばれ、古くからある性感染症です。

２０１８年の淋菌感染症の定点報告数は８１２５人です。男性が６３７８人、女性が１７４７人と男性の割合が圧倒的に多いのが特徴です。男性は症状が現れやすく、女性は自覚症状がないため、男性の報告数が圧倒的に多くなっていると推測されます。年代別では20代が３３５９人と全体の40％を占めています。また、ＷＨＯの発表では世界で毎年８７００万人が感染しているという罹患者数の多い感染症です。

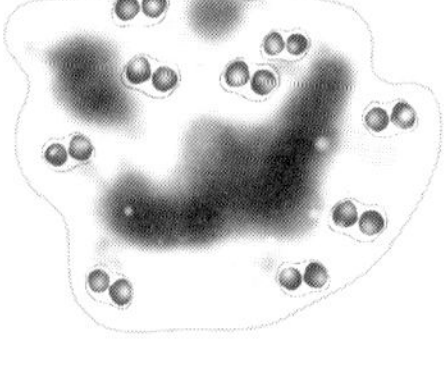

淋菌

原因菌と感染経路

1回の性行為で30%の感染率

淋菌は日光や乾燥、温度の変化に弱く、淋菌感染者の中でのみ生息できます。主に性行為で感染し、1回の性行為で感染する率は約30%と言われています。オーラルセックスやアナルセックス（肛門性交）でも感染し、妊婦が感染していると母子感染も起きます。

症状

男性は尿道炎、女性は子宮頸管炎を発症

男性の場合は2～7日の潜伏期間を経て、尿道にかゆみや膿が出て、排尿時の痛みなど尿道炎の症状が出ます。進行すると精巣上体炎を起こし、不妊症の原因になることもあります。

女性の場合は多くが自覚症状はありません。症状がある場合は、濃いおりものなどが出

ることもあります。子宮頸管炎が進行すると、子宮内膜炎や卵管炎を起こし、子宮外妊娠や不妊症の原因になることもあります。

検査

培養検査あるいは淋菌の遺伝子検査

尿や分泌液、おりもの、咽頭をこすったもの、うがい液を検体として培養検査（検体を培養して細菌などの種類を調べる検査）、あるいは尿や分泌液で淋菌の遺伝子検査を行います。

治療

耐性菌の出現が問題に

多くの抗生物質が有効です。しかし、耐性菌が増えていることが問題になっています。耐性菌の出現により、従来の薬剤が有効ではなくなっています。現在は、セフトリアキソン（静脈注射）とスペクチノマイシン（筋肉注射）が有効な薬剤となっています。

治療を自己判断でやめてしまうと、耐性菌の発生を招きかねません。医師の指示どおりに最後まで治療を受けることが大事です。また、パートナーも同時に検査・治療を受けなければ、再感染してしまいます。再検査で2人とも陰性になるまで性行為は控えます。

Ⅵ．性器ヘルペスウイルス感染症

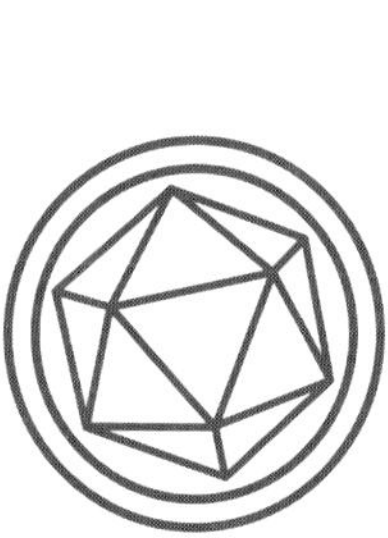

性器ヘルペスウイルス

一度感染すると体内に棲みつき、再発を繰り返す

性器ヘルペスウイルス感染症は、一度感染するとウイルスが体内に棲み続け、免疫力が落ちたときなどに再発するのが特徴です。

クラミジア感染症に次いで感染者が多い性感染症で、2018年の定点報告は9128人です。男性が3584人、女性が5544人と女性の感染者が多くなっています。25～29歳が1340人と最多ですが、ほかの性感染症と異なり再発が多いため60歳以上が1138人と多くなっています。

原因菌と感染経路
感染力の強い単純ヘルペスウイルス

ヘルペス（疱疹）とは、小さな水ぶくれができる急性炎症性皮膚疾患のことです。ヒトに感染するヘルペスウイルスのなかで、単純ヘルペスウイルス（HSV−1型）は口唇などの水泡や、目の角膜腫瘍を起こすことで有名です。単純ヘルペスウイルス（HSV−2型）は性器ヘルペスの原因ウイルスです。一方、同様なウイルスでは水痘・帯状疱疹ウイルスがあり、一度感染すると神経節に棲みつき、再発するたびに水ぶくれを作ります。帯状疱疹は高齢者によく出現し、1年ほど長期間痛みがやまず、大変苦労している患者さんを見ます。この疾患を治すには1型ヘルペスを治す2倍以上のアシクロビル、ファムシクロビルなどの薬を飲み続けます。最近、水痘のワクチンが帯状疱疹予防に有効なことが判明しています。

HSV−1型は口唇ヘルペス、HSV−2型は性器ヘルペスの原因となります。単純ヘルペスは感染力が強く、1型では頬ずりやキス、2型では性行為によって感染します。1型に口唇が感染し、オーラルセックスなどで1型ウイルスが性器に感染することもあります。

症状

水疱ができ、やがて潰瘍に

初めて症状が現れた場合を「初発」といい、初めて感染した場合を「初感染」と呼んで、区別しています。感染したときに症状が出ず、HSVが潜伏して初めて症状が出る場合は「非初感染初発」といいます。

・**初感染初発**　かゆみや違和感のある複数の水疱ができ、数日後に水疱が破れて浅い潰瘍となります。女性の場合、水疱が多発し、痛みが強く、高熱が出たり、鼠径リンパ節が腫れたりします。排尿困難になることもあります。

・**再発**　症状は軽く、1週間以内に治りますが、頻繁に再発するケースもあります。免疫能が低下した場合にたびたび再発します。

検査

水疱から感染細胞を採取して検査

水疱から感染細胞を採取して、病原体検査を行います。そのほか血液検査や遺伝子検査を行うこともあります。

治療

抗ヘルペスウイルス薬投与が基本

抗ヘルペスウイルス薬の内服が基本になりますが、ヘルペスウイルスの増殖を抑制するものなので、潜伏しているHSVは排除できません。軽症の場合、軟膏の塗布も行われますが、局所的効果しかないとされています。

性器ヘルペスなどのウイルス感染症は再発を繰り返すことが多く、年6回以上再発する人には抗ヘルペスウイルス薬の継続投与が行われます。1年間継続し、再投与するかどうかを検討します。継続投与により、60～70%の患者で再発を抑制できるとされています。

エイズでも反復感染が起こります。一度抗HIV抗体なども測定しておくべきです。

Ⅶ・その他の性感染症

その他の性感染症については、次ページの表にまとめて記載しました。

その他の性感染症

感染症名	症状	原因と感染経路
トリコモナス症	女性は黄色のおりものが増え、非常に臭う。外陰部のただれなどの症状も。男性は排尿時の痛みなどがある。感染後1～2週間で発症する。抗原虫剤で治療。	トリコモナス原虫という寄生虫によって起こる。暖かい場所を好むため、性行為だけでなく、便座や浴槽、下着などからもまれに感染する。
毛じらみ	体長1㎜ほどの毛じらみは、1日数回血液を吸い、卵を産む。吸血によってかゆみが生じる。産卵により急激に数が増加する。陰部では陰毛を剃る。	毛じらみが陰毛の毛根部に寄生するか、もしくは性行為によって感染する。
C型肝炎	急性肝炎もあるが、徐々に肝炎が拡大し、肝がんになる人がいる。一般的には幼児期のワクチン注射で感染した人が多い。最近では薬が開発され、ほぼ完治できる。	血液中のウイルス（HCV）が他人との性行為などで移る。輸血や医療行為で感染するケースも多い。
疥癬（かいせん）	疥癬虫は、夜中にヒトの皮膚のなかに侵入し、卵を産み付けて繁殖する。手足、腋の下、腹部、外陰部など全身に寄生する。赤い発疹や水疱ができ、非常にかゆい。ストロメクトールという薬剤で完全に治療できる。	疥癬虫というダニが寄生することによって起こる。柔らかい皮膚に寄生する。性行為だけでなく、寝具や衣類などからも感染するので、非常に他人に移りやすい。
カンジダ症	陰部のかゆみが強い。抗菌薬があるので、治療は可能である。	カビ（カンジダ属の真菌）の病気。膀胱炎の抗生物質投与を行っても出る。

第３章

性感染症を防ぐために改善するべきこと

妊婦が感染すると胎児への影響も

第1章や第2章で述べてきたように、10代半ばから20代、30代の妊娠・出産可能な年代の女性の性感染症罹患者が多くなっています。妊娠中に性感染症にかかると、胎児に影響が出てしまうことがあります。

2017年に日本産婦人科学会が全国257病院を調査したところ、妊婦166人が梅毒に感染していたことがわかりました。また、2011〜2015年の5年間に21人の赤ちゃんが先天梅毒と診断され、5人が死亡し、4人に後遺症が残りました。厚生労働省は梅毒の届け出に「妊娠の有無」を加え、梅毒に感染している妊婦の実態の把握に努め、胎児への母子感染を防ぐ方針です。

そのほか、母子感染によって胎児への影響が心配されるそのほかの性感染症として、性器ヘルペスウイルス感染症と尖圭コンジローマがあります。

性器ヘルペスウイルス感染症に感染している妊婦から胎児が産道感染すると、全身性のヘルペス感染を引き起こし、死亡することもあります。尖圭コンジローマの場合は、胎児の喉に乳頭腫ができ、繰り返しレーザー治療を行うことになります。性器ヘルペスウイルス感染症と尖圭コンジローマの場合、産道感染なので帝王切開などで胎児への感染を防ぐことができます。

妊婦がかかると胎児に影響が出るウイルス感染症として、最も多いのは風疹ですが、さらにはサイトメガロウイルス感染症もあります。サイトメガロウイルスはヘルペスウイルスの一種で、感染しても通常は無症状で重大な症状は現れませんが、妊娠中やエイズなど免疫機能が低下している状態で感染すると重症化します。母胎内で感染した場合、出生児に聴覚神経系の障害が現れる心配があります。

女性の人生において妊娠・出産は大きな意味を持つことでしょう。女性自身の健康を守るため、次世代の命を守り健康に育むために、性感染症を予防することは重要です。パートナーとともに予防方法を知り、検診を受ける必要性を知ることが大事なのではないでしょうか。

性感染症の教育は高校生からでは遅い

性感染症は性行為によって感染します。性感染症にかからないように予防し、感染したとしても早期発見して治療することが大切です。そのためには、科学的根拠（エビデンス）のある正確な知識が必要となります。何をどうしたらいいのかわからなければ、自分で自分の身を守ることはできません。

性行為が未経験のうちに性感染症の正しい知識を持たなければ、性感染症を防ぐことが難しくなります。第1章で述べたように性経験の低年齢化が進んでいます。男子高校生の10%以上、女子高校生の20%近くが性経験ありというデータ（25ページ参照）を見れば、高校から性感染症の教育を行っても、その前に無防備、無自覚な性行為によって感染してしまう例が生じてしまうでしょう。

しかし、日本は性教育の後進国とされ、グローバルスタンダードから外れているようです。ユネスコが出している「国際セクシュアリティ教育ガイダンス」では、若者が責任あ

る選択をするための科学的で正しい知識やスキルを、年齢や文化に応じて身に付けること

寄り道コラム⑧

エイズ拡大防止策として検討された「国際セクシュアリティ教育ガイダンス」

「国際セクシュアリティ教育ガイダンス」は、ユネスコ（国連教育科学文化機関）、国連合同エイズ計画、国連人口基金、WHO（世界保健機関）、ユニセフ（国連児童基金）が協力し、世界のセクシュアリティ教育に関する研究と実践を踏まえて作成されたものです。

この「国際セクシュアリティ教育ガイダンス」が誕生した背景には、HIV感染症／エイズの拡大防止のために性教育の重要性が認識され、系統的な指針が求められるようになったことがあります。2009年に初版が発表され、2018年にその後の研究成果を取り入れた第2版が出されています。

2009年に発表されて以来、世界各国では「国際セクシュアリティ教育ガイダンス」を活用した性教育が行われてきました。

たとえば、9～12歳で妊娠や避妊について、12～15歳で避妊の方法、コンドームやピルについて教えています。妊娠が可能な年齢を考え、望まぬ妊娠や性被害などを避けるためには、12～15歳で具体的な避妊方法などを伝えることが必要という判断でしょう。日本の性教育の現状からはかけ離れていますが、欧米各国のほか中国や韓国、タイなどアジアの国々でも「国際セクシュアリティ教育ガイダンス」に基づいた教育が実施されているそうです。世界のなかで日本が取り残されてしまっているというのが現実なのではないでしょうか。

で、性行動が慎重になり、リスクを減らすことができるとしています。そして、子どもが自ら心身の健康を保ち、お互いに尊敬し、助け合える性的関係を築き、自分の選択が自分とパートナーの人生にどんな影響を与えるのかを考える力をつけることなどを目指しています。根底には子どもが心身ともに健やかに成長する権利があるという考え方があるのです。

「国際セクシュアリティ教育ガイダンス」では5～8歳、9～12歳、12～15歳、15～18歳の年代別に学習目標を掲載しています。生理学、性的行動、性と生殖に関する健康などのほかに、家族などの人間関係、コミュニケーション、人権やジェンダーなどの社会的問題まで、年齢に応じて包括的なプログラムを提示しています。

しかし、日本では「小学生や中学生に性教育は早すぎる」という声も大きく、中学校3年間で行われる性教育の通算授業時間は平均約9時間という調査もあり、系統的な教育が行われているとは思えません。フィンランドでは基礎学校7～9学年で約18時間ですから、日本の2倍の時間を費やしているのです。

子どもはインターネットで性情報を収集

学校で系統的な性教育が行われないなか、子どもたちはスマホなどで性に関する情報を簡単に得るようになります。インターネットには正確な情報もあれば、科学的根拠のないいい加減な情報もあり、見分ける力のないまま、誤った情報を正しいと信じ込んでしまうことも起きています。また、フィクションとして制作されたアダルトコンテンツを、通常の性行為と思い込んでしまう子どもも少なくありません。

少し古いデータですが、2006年の警察白書に載っている調査では、中学生、高校生は「コンピュータや携帯電話を使ってわいせつな画像を見ることができるのを知っているか」という質問に対し、「知っているが見たことはない」が67・2%、「知っているし、見たこともある」は13・9%でした。また、警視庁が2017年に行った中学生、高校生計4154人に対するアンケート調査では、ネットでアダルトサイトにアクセスすると回答したのは、中学生で12・1%、高校生では31・5%を占めていました。ほとんどの中高生がアダルトサイトなどのわいせつな画像を見ようと思えば見られる環境であり、実際に見ている子どもも多いのです。

そのような現実のなかで、正しい知識を持たないまま性行為を行えば、性感染症に罹患するリスクは高くなるでしょう。また、10代や20代での望まない妊娠という結果が生じてしまうかもしれません。

性教育は少子化対策にも非常に大切

２０１８年の出生数は91万８３９７人で、２０１６年に初めて１００万人を割ってから3年連続で減少しています。１８９９年の統計開始以来の最低記録を更新し続けているのです。現在の出生数は１９７０年代に比べ２分の１以下になっていて、このままではわが国は勢いのない小国の一つになります。

一方、２０１８年の人工妊娠中絶件数は16万１７４１件（厚生労働省衛生行政報告例）です。20歳未満が１万３５８８件、20〜24歳が４万４０８件、25〜29歳が３万１４３７件となっています。10〜20代の妊娠中絶が半数を超えているのです。10〜20代の望まぬ妊娠がいかに多いかがわかります。社会的、経済的に可能な時期だったら出産できた例も多いでしょう。

また、性感染症にかかることで不妊症になる可能性があります。女性の場合は性器クラミジア感染症や淋菌感染症で卵管炎などを起こして不妊症になることがあり、男性でも淋菌感染症が進行して精巣上体炎となり不妊症になることがあります。子どもを望んでいるのに、クラミジアを主とする性感染症にかかり、卵管狭窄症や精管異常などで子どもができなくなった患者さんにもよく出会います。

望まぬ妊娠で人工妊娠中絶を行ったり、性感染症にかかって不妊症になったりするのは、性の正しい知識を持っていないことが原因の一つと考えられます。

性行為を始める前に性教育を行うことは、結果として少子化対策になると思います。

中学校でも積極的な性教育の動きが出てきた

エイズが社会問題となった頃、日本でも性教育の必要性が叫ばれ、さまざまな取り組みが始められました。ところが、2000年代に入ると一部の政治家が「行きすぎた性教育だ」と問題視して、教育委員会が性教育を行った教師を処分する事態に発展しました。性教育への逆風が吹き荒れ、学校で積極的な性教育が行われなくなりました。

しかし、性行為の低年齢化、性感染症の増加という現実を前に、教育界にも新しい動きが出てきたようです。

2018年に東京都教育委員会は、都内の全公立中学校624校の校長に性教育についてのアンケートを実施しました（図16）。「生徒は、性に関する正しい知識を身に付けている」という項目に「とてもそう思う」「そう思う」が52％、「あまりそう思わない」「そう思わない」が48％と意見が半分に分かれています。「学習指導要領に示されていない内容を指導することも必要だと思う」という項目に対しても「とてもそう思う」「そう思う」

図16　性教育に関する都立中学校管理職の意識調査

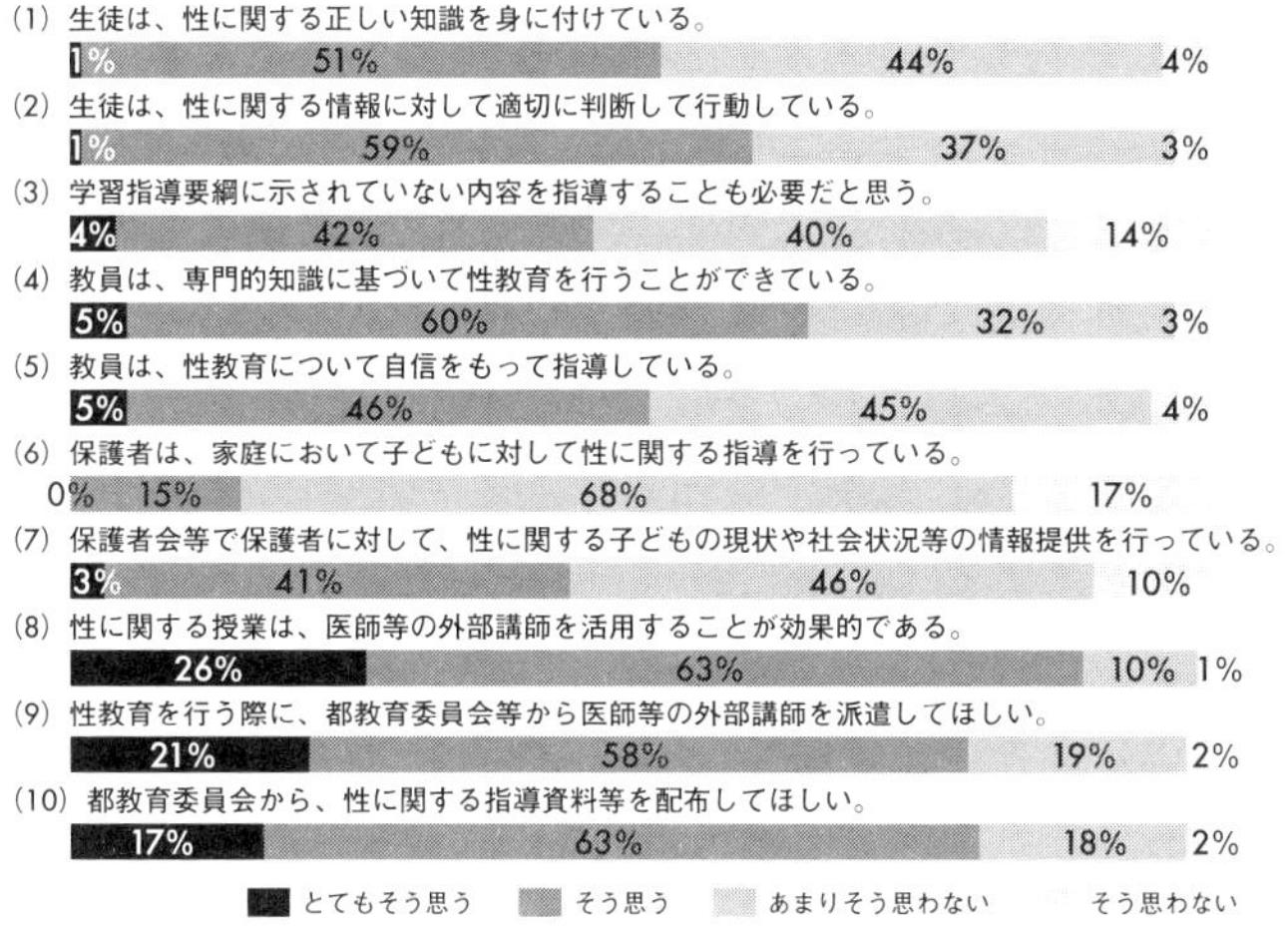
(1) 生徒は、性に関する正しい知識を身に付けている。
1% 51% 44% 4%
(2) 生徒は、性に関する情報に対して適切に判断して行動している。
1% 59% 37% 3%
(3) 学習指導要綱に示されていない内容を指導することも必要だと思う。
4% 42% 40% 14%
(4) 教員は、専門的知識に基づいて性教育を行うことができている。
5% 60% 32% 3%
(5) 教員は、性教育について自信をもって指導している。
5% 46% 45% 4%
(6) 保護者は、家庭において子どもに対して性に関する指導を行っている。
0% 15% 68% 17%
(7) 保護者会等で保護者に対して、性に関する子どもの現状や社会状況等の情報提供を行っている。
3% 41% 46% 10%
(8) 性に関する授業は、医師等の外部講師を活用することが効果的である。
26% 63% 10% 1%
(9) 性教育を行う際に、都教育委員会等から医師等の外部講師を派遣してほしい。
21% 58% 19% 2%
(10) 都教育委員会から、性に関する指導資料等を配布してほしい。
17% 63% 18% 2%
とてもそう思う
そう思う
あまりそう思わない
そう思わない

出典：東京都教育委員会「性教育（中学校）の実施状況調査結果について」より

が46%、「あまりそう思わない」「そう思わない」が54%と、これも意見が二分されています。

保健体育の学習指導要領では、小学校で第二次性徴を、中学校では生殖機能や性感染症について、高校では性感染症、生殖機能、結婚生活、異性尊重の態度と性情報への適切な対処などを教えることになっています。しかし、「妊娠の経過は扱わない」という条件が付いていて、性行為については触れないことになっているようです。

中学校の学習指導要領にない避妊法

やコンドームの利用など踏み込んだ内容を指導しているのは55校で全体の9％でした。こうした内容を指導する理由として自由記述式で述べられていたのは、次のような意見のようです。

・「情報化社会の進展により、さまざまな情報が氾濫している状況で、情報を選択するための正しい知識を身に付けさせることが必要なため」
・「性感染症を教えるなかで、知っておいたほうがよいため」
・「命の大切さを知り、望まない妊娠をさせないため」

東京都教育委員会は学習指導要領の内容を超えた性教育のあり方を検討するため、2018年の秋から産婦人科医を講師として中学校でモデル授業を行っています。ただ、学習指導要領を超える内容のため、保護者には生徒の参加は任意であることを事前に伝えています。

性教育による確実な効果

東京都教育委員会が行ったモデル授業の様子を伝える東京新聞（2019年2月4日）の紙面では、講師の「10年後に泣かないために、正しい知識と判断力を身に付けて」という呼びかけや、授業を受けた男子生徒の「コンドームを使うことは性感染症にならないためのマナーだとわかった」という感想を紹介しています。

性教育は性に興味のなかった子どもに悪影響を与える、という「寝た子を起こす」論があります。しかし、スマホがこれだけ普及している現在、「寝た子を起こすな」と言っても性に関する情報をシャットアウトすることは不可能でしょう。前述したようにスマホやパソコンで、子どもが人目をはばかるような画像を目にする可能性は非常に高いといえます。そんな時代に科学的な系統だった性教育が行われないことの弊害のほうが大きいのではないでしょうか。

性教育の実施によって、10代の人工妊娠中絶率が大きく下がった秋田県の例があります。

1998年の秋田県の10代の人工妊娠中絶率は12・2人（女性1000人当たり）で全国平均9・1人を上回り、2000年には秋田県は17・7人で、全国平均の12・1人を大きく上回っている状況でした。危機感を抱いた地元の産婦人科医たちが性教育の必要性を訴え、秋田県教育委員会は県内の高校への性教育講座講師派遣事業を開始したのです。秋田県医師会も性教育プロジェクトを立ち上げ、性教育講座への医師派遣の窓口になりました。当初は高校生だけが対象でしたが、2002年から中学校でも試験的に始め、2004年からは中学3年生を対象に行われています。

20年近くの中学生・高校生への性教育の実施によって、秋田県の人工妊娠中絶は劇的に減っていきました。2017年は全国平均4・8人に対し、秋田県は1・9人と大きく下回っています。

専門家と学校が連携することで系統的な性教育が行われた結果、望まない妊娠が減ったということでしょう。性感染症についても効果があったと推測します。

医師などの医療従事者も性教育に協力を

前述した東京都教育委員会の公立中学校へのアンケート調査では、「性に関する授業は、医師等の外部講師を活用することが効果的である」という項目に対し、「とてもそう思う」と「そう思う」が89％となっています。「性教育を行う際に、都教育委員会等から医師等の外部講師を派遣してほしい」という項目に対しても、「とてもそう思う」「そう思う」が79％を占めています（139ページ図16参照）。

現在の教育現場は教師の過重労働が問題となっています。専門知識の必要な性教育を授業で実践するには、通常以上の準備が必要になるでしょう。ただでさえ早朝から登校し、資料を家に持ち帰って書類を作成するなどの仕事に追われているのに、そのほかに性教育の準備を行うのは教師に大きな負担をかけることが推察されます。また、賛否両論を巻き起こし、手間暇のかかる性教育に力を入れるよりも、国語、数学、英語、理科、社会などの主要教科に力を注ぎたい、という教育現場の本音もあるのではないでしょうか。

そんな環境下では、医学的知識に基づく性教育は医師をはじめとした医療従事者が支援できるのではないでしょうか。

秋田県の例でもわかるように、全国各地の産婦人科医が性教育の外部講師として活躍されています。日本性感染症学会でも認定医の制度を設けていますので、外部講師として適任と思われます。そのほか、性感染症の予防や啓発に積極的にかかわってもらう目的で、看護師や保健師、助産師、学校養護教諭などを対象にした日本性感染症学会認定士の制度もあります。こうした医療従事者が学校と連携して充実した性教育を行うことで、性感染症蔓延の防止に大きな役割を果たすことが期待できます。

幅広い診療科で性感染症の早期発見を

性感染症の蔓延を食い止めるには、臨床現場で早期発見することが重要なことはいうまでもありません。

現在、非常な勢いで増えている梅毒については、梅毒患者を一般の病院で診療することがなくなってから長い年月が経ち、実際の症状を診た経験のある医師が少ないというのが現状でしょう。また、梅毒には症状が消えている無症候期が長期間にわたりあります。梅毒を見逃さないためには、梅毒が風俗産業で働く人々だけでなく一般の人にも広がっていると認識し、梅毒の可能性を考えて診療することが必要な時代になっているのではないでしょうか。

梅毒を含めた性感染症の患者が主に受診するのは泌尿器科や産婦人科、皮膚科と思われますが、そのほかにもさまざまな診療科を訪れることが考えられます。

オーラルセックスの広がりにより、梅毒、淋菌感染症、クラミジア感染症などにかかって咽頭に症状が現れて、耳鼻咽喉科を受診する患者も多くなっているようです。私は現在、内科を開業していますが、若い学生の咽頭炎から性感染症をしばしば見つけることがあります。

梅毒の場合、梅毒と気付かずに通常の咽頭炎などに使用する抗菌剤を投与すると症状が消えてしまいます。

淋菌が性器に感染している患者の約3割が咽頭にも保菌しているといわれていますが、必ずしも咽頭炎の症状が出るわけではなく、症状が出ても淋菌感染症の場合は通常の咽頭炎、扁桃炎と鑑別がつきにくく、しっかりと性感染症の検査をするべきだと思っています。

クラミジア感染症も症状が出ても、通常の咽頭炎や扁桃炎とあまり鑑別がつきません。HIV感染症では無症候期以降で口腔に症状が現れやすいとされ、HIV感染を発見する好機です。

いずれの場合も、まず性感染症を頭に入れて、検査を行うことが大事でしょう。眼科ではクラミジア性結膜炎や淋菌性結膜炎などの患者が、そうとは知らずに受診することが多いようです。患者は眼科で性感染症と診断されるとは思ってもみなかったでしょうから、冷静に眼の対症療法だけでなく全身治療の必要があることを知らせ、他科への受診を促しています。

また、性感染症と気付かない場合、まず内科を受診するケースも多いと思います。そこで医師が性感染症の可能性を想起することが、早期発見・早期治療につながると思います。しかし、耳鼻咽喉科や眼科などと同様に、内科では性感染症の患者に不慣れなケースが多いでしょう。患者への性行為の問診の仕方など、戸惑うことが少なからずあると思われます。私は内科を開業していますが、性行為などプライベートに踏み込んだデリケートな問題は、とくに女性患者に対しては聞き方により正しく答えてもらえなかったり、クレームになったりすることもあります。もちろん、これらの診療には看護師に同席してもらいます。なかなか難しいことではありますが、これだけ性感染症が広がっている現在、診療科を超えて情報を共有し、患者の早期発見・早期治療に努めていかなければならないと思います。

子どもには健やかに成長する権利がある

とくに診療に気を遣わなければいけないのは、10代の性感染症の罹患者ではないでしょうか。思春期の子どもは自立の過程にありますが、子どもも個人として尊重されなければならないということを基盤に診療しなければいけません。

法律的にも、子どもにとって最善の利益が優先され、健康に成長する権利が保障されています。親や医療従事者、教師など、周囲の大人は子どもが健康に成長するよう養育したり支援したりする責任があるのです。

10代の性感染症患者には、看護師やカウンセラー、学校の養護教諭などとチーム医療で当たることが望ましいでしょう。本人やパートナーに検診や治療の必要性を納得させ、従来どおりの性行為を続ければ、再発やほかの性感染症にも罹患する可能性が高いことを伝えなければいけません。子どもに対してもインフォームド・コンセントが必要なのです。

もちろん、子どもとのコミュニケーションは医療従事者や教師だけでなく、親にも求められます。

前述した東京都教育委員会のアンケートによれば、「保護者は、家庭において子どもに対して性に関する指導を行っている」という項目に対し、回答者である中学校の校長は「とてもそう思う」は0％で、「そう思う」が15％に過ぎません。「あまりそう思わない」が68％を占め、「そう思わない」の17％を足すと85％が家庭での性教育が不足していると感じています（139ページ図16参照）。

日本の中学校での性教育は世界的にみて遅れていますが、さらに家庭での性教育はなおざりにされていることが推測できます。

家庭環境と性行為との関係を調べた調査（「若者の性」白書―第8回青少年の性行動全国調査報告」）では、家庭が「楽しい」「どちらかといえば楽しい」と答えた生徒（中学、高校）のほうが性交経験率は低くなっています。また、父親、母親それぞれとの会話頻度を聞いたところ、「ほぼ毎日話す」生徒は、ほぼ性交経験率が低くなっています（図17）。

図17　家庭環境と性行為との関係を調べた調査

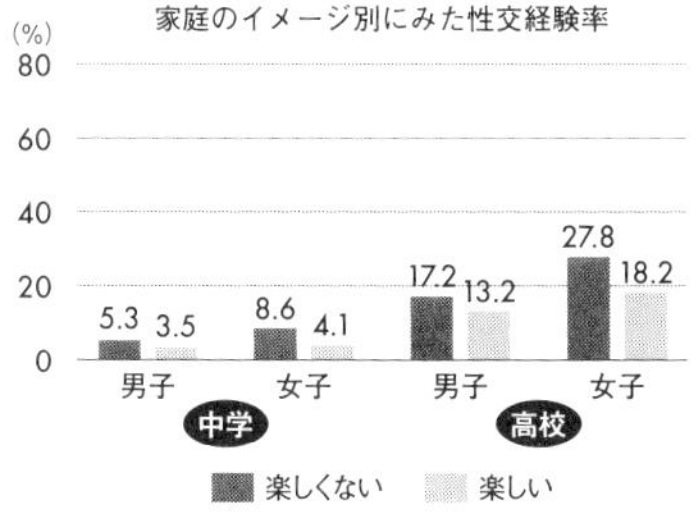

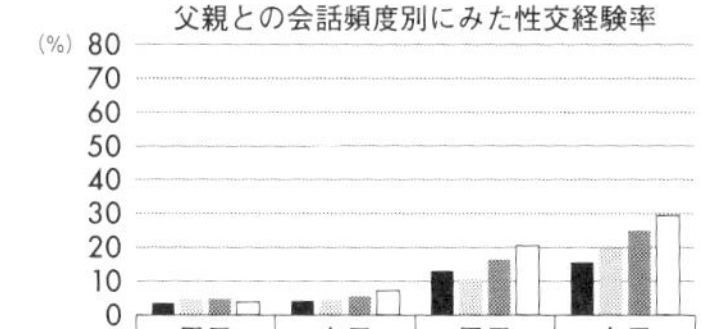

	中学 男子	中学 女子	高校 男子	高校 女子
ほぼ毎日	3.4	4.1	13.0	15.5
週に数回	4.7	4.4	10.6	19.7
あまりしない	4.7	5.5	16.4	24.9
不在	3.7	7.1	20.4	29.3

ほぼ毎日　週に数回　あまりしない　不在

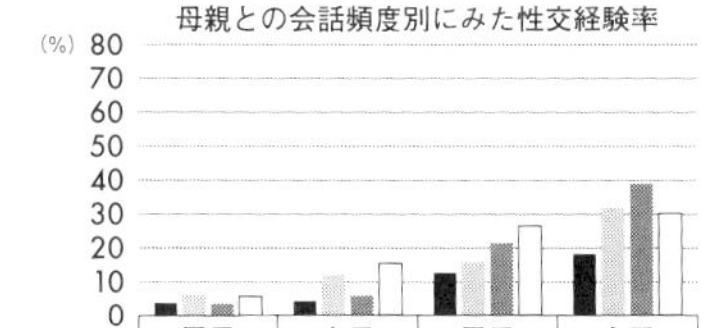

	中学 男子	中学 女子	高校 男子	高校 女子
ほぼ毎日	3.6	4.2	12.6	18.2
週に数回	6.0	11.9	15.9	31.9
あまりしない	3.4	5.9	21.4	39.0
不在	5.6	15.4	26.5	30.2

ほぼ毎日　週に数回　あまりしない　不在

出典：「『若者の性』白書―第８回青少年の性行動全国調査報告―」（小学館）より

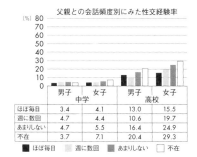

「家庭が楽しい」と答えた子どものほうが、両親との会話頻度を「ほぼ毎日」としている比率が高く、両親とのコミュニケーションが取れているケースでは、性交に抑制的な傾向がわかります。

つまり、性教育以前に、子どもが父親、母親それぞれとコミュニケーションが取れる関係を築けているかどうかが大事だということでしょう。

思春期になれば、コミュニケーションが取れている関係であっても、親と性について話すことを嫌がることも十分に考えられます。そこで、家庭での基本的性教育は10歳までにという考え方もあります。また、親子では話しにくいからこそ、学校での性教育に期待する親もいるでしょう。

家庭での性教育はそれぞれの家庭の方針があると思いますが、「子どもには健やかに成長する権利がある」という発想を根底にすれば、親が、何を、いつ、伝えればよいのかを判断できるのではないでしょうか。そのなかで、性感染症予防の必要性、性感染症が人生に及ぼす影響についても触れていただければと思います。

性のプラスのイメージを伝えるのも親の役割

本書では、私はワクチンや感染症を研究する医師として性感染症の蔓延に危機感を持ち、性感染症の正しい知識を得ることの大切さや予防の必要性について述べてきました。性感染症のリスクについて知っていただくことが目的ですが、性感染症にかからないようにするには性行為をしないことだといった極論を述べるつもりはありません。それでは人間の営みを否定することになります。

パートナーを尊重し、愛情を育み、心豊かな生活を送るための要素として、性行為はポジティブな役割を果たすことができます。その結果として、子どもが誕生したことを適切な時期に伝えることは、親として大事な務めなのではないでしょうか。

子どもにとって「家庭が楽しい」と思える雰囲気を作り、親子のコミュニケーションが取れる関係を維持していくなかで、性についてのプラスのイメージを伝えたうえで、安易な性行為がリスクをもたらすことをしっかりと話しておくことが望まれます。

子どもが相談できる環境づくりを

性感染症にかかってしまった場合、あるいは感染したかもしれないと不安な場合、中学生、高校生あるいは大学生でも相談できる場所は限られてしまうでしょう。

もちろん、そんなときでも子どもが親に相談できるような関係であれば理想的です。しかし、思春期ということもあり、そのような家庭ばかりではないと思われます。

学校の養護教諭、保健師などは身近な相談相手となりますが、顔を知られているだけに相談しにくいかもしれません。

子どもが学校関係者には相談したくない場合、地域の保健所ではＨＩＶ感染症の無料検査（ほかの性感染症も受けられる場合も）が匿名で受けられるほか、相談にも応じてくれます。保健所の存在を子どもたちに知らせておくことも大切でしょう。

また、性感染症に感染していると気付かずに医療機関を受診した場合、医師の対応が重要になってきます。子どもの年齢や親との関係、性感染症の種類や進行具合を考慮して、慎重に診療を進めていかなければいけません。

周囲にいる大人が、子どもがいつでも相談できるような環境を整えることが必要です。そうした環境こそが性感染症の早期発見・早期治療に結び付き、性感染症の蔓延を防ぐ重要な手立てになるのではないでしょうか。

子どもの健やかな成長のために、周囲の大人はそれぞれの立場で最大限の支援を行いたいものです。そのために本書が少しでも役に立てれば幸いです。

国による学術研究費の拡充を

最後になりますが、わが国の科学技術研究費の拡充を提言したいと思います。総務省統計局のデータによると、わが国の科学技術研究費はリーマンショックが起きた2008年以降、下降したまま推移しています。国内総生産（GDP）に対する割合で見ると、2008年には3・69％だったのが翌年には3・50％となり、2017年になっても3・

48％とほとんど変わっていません。

研究費が少なくなった期間、科学技術の基礎力とされる論文数を「平成29年度科学技術の振興に関する年次報告」で見ると、2003～2005年はアメリカに次ぐ2位だったのに、10年後の2013～2015年には中国、ドイツに抜かれて4位に後退。論文の質の高さを示す被引用トップ10補正論文数では4位から9位へと転落し、イタリアやカナダ、オーストラリアにも抜かれています。

感染症の研究についていえば、研究施設の不足が大きな課題となっています。感染症を研究するには、その微生物を研究中に実験室の中でのみ感染実験を行う必要があります。その施設には、BSL（バイオセーフティーレベル）という格付けがあります。感染症を起こす微生物に重篤さによる研究室の作り方に4種類のクラス分けがあります。

・BSL1

病気を引き起こす可能性が低い微生物を取り扱い、通常の実験室レベルで特別な機材は必要としません。

・BSL2

重篤な事態にはならないけれど、感染を引き起こすインフルエンザウイルスやはしかウイルスなどを扱い、密閉された実験室で、廃棄物のために高圧蒸気滅菌器が必要です。この実験室より微生物の感染症が広がらないようにするためです。

・BSL3

重篤な感染を引き起こすけれど、人から人へは移らず、治療法も確立されている結核菌や狂犬病ウイルス、鳥インフルエンザウイルスなどを扱い、実験室が完全に密閉され、前室で消毒してから入ります。前室があることで実験室と外とが空気を含め完全に遮断されています。部屋が陰圧になっていて、排気は高性能フィルターを通して除菌。使用した器具などは高圧蒸気滅菌器で滅菌して外へ排出します。したがって、微生物は外には出ないことになります。

・BSL4

生死に関わる重篤な事態となり、人から人へ感染し、治療法や予防法が確立されていないエボラ出血熱やラッサ熱の原因ウイルスなどを扱います。出入口が完全に密閉され、陰圧で、給排気は微生物を通過させないフィルターを使用し、排水は120℃に加熱するなど、微生物を施設外に完全流出させないシステムが求められます。入室は宇宙服のようなものを着て、もちろんゴーグル、手袋をつけて実験をすべて行います。

感染症の最高度の実験施設であるBSL4は、日本では約35年前に国立感染症研究所に建設されましたが、地域住民の反対によって稼働していない状態が続きました。ようやく2015年に、国立感染症研究所村山庁舎が国内で初めて感染症法に基づいてBSL4の指定を受けました。

世界に目を向けてみると、19か国で40施設以上のBSL4の施設が整備されています。私がいたハーバード大学やデューク大学などではBSL4の研究室がありました。

長い間、わが国ではBSL4の病原体の基礎研究はできず、日本人研究者は海外のBSL4施設で研究せざるを得ませんでした。しかも、2001年のアメリカの同時多発テロ以降、安全保障の面から自国の研究者以外の使用を厳しく制限されるようになり、日本の

BSL4レベルの感染症対策は進んでいません。HIV-1実染実験、新型コロナウイルスの感染実験等の、今まで同定されていない新しい感染症の研究はほぼできません。早急に日本にBSL4の施設を増やし、感染症の研究や感染症対策の出遅れを取り戻すべきだと考えます。

BSL4の施設を造る費用については、2008年度の内閣府科学技術振興調整費による調査研究の報告書で、安全性を十分に担保した施設を建設するには100~200億円が必要となり、施設の維持管理やセキュリティ対策などにも少し必要と推計されています。当然、大学や研究所の予算ではできず、国家予算で賄うことになるでしょう。

2014年には日本学術会議が「我が国のバイオセーフティレベル4（BSL4）施設の必要性について」と題する提言を行っています。そのなかで、BSL4施設の目的として次の項目を挙げています。

①国内でのBSL4病原体による感染症が発症した際の診断

②BSL4病原体とそれによる感染症の基礎研究および診断法やワクチン・治療薬開発な

どの応用研究

③ＢＳＬ４病原体を扱える感染症研究者、および施設の運営・管理や緊急時対応のための人材育成

２０１９年に中国・武漢で発生した新型コロナウイルスの感染が日本にも及び始め、拡大していくにつれ、わが国の感染症対策の態勢の遅れが明らかになってきました。ＢＳＬ４の施設建設に２００億円かかっても、感染の蔓延による経済停滞を考えれば、決して無駄な投資とはならないはずです。そして、何より日本人の生命を守ることにつながります。

近年の新型コロナウイルス蔓延により、政府対応の遅さを国民は痛感したと思われます。感染症研究の分野で先進的な取り組みを行い、国際貢献していくためにもＢＳＬ４施設の建設をはじめ必要な感染症対策費の拡充を国に求めたいと思います。

おわりに

日本は高校進学率が97％を超え、大学進学率も53・7％（2018年）となっています。ほとんどの人が高校教育を受け、半数以上が大学で学んでいて、世界的に見ても国民の教育水準は高いといえます。医療についても国民皆保険制度が設けられ、高い水準の医療を国民が受けられる体制が整っています。

そんな現在の日本で、梅毒患者は49年ぶりに7000人を超えるなど急増し、クラミジア感染症も毎年45〜50万人が罹患していると推計されるなど、性感染症が蔓延していることに驚くとともに、危機感を持たざるを得ません。

本書でも繰り返し述べてきましたが、性感染症にかかることで本人の健康はもちろん、不妊症になったり、母子感染を引き起こしたりすることもあり、人生に大きな影響を与えます。性感染症は正しい知識があれば、感染するリスクを極めて低くすることができます。

また、感染の可能性の自覚があれば、検査を受けるなど早期に発見するよう努め、早期に治療を行う行動に結び付くはずです。性感染症はほとんどの場合、早期治療を行えば治癒します。

しかし、性感染症に対する正しい知識がないために、性感染症にかかるリスクが高くなり、また罹患に気付かずに他人に移してしまう結果を招いています。そして、病状が進行してから受診しているケースも少なくありません。

性感染症の蔓延を食い止めるには、まず性行為を始める前の年代である中学生に性感染症の正しい知識を伝えることが大事です。もちろん、高校生や大学生も誤った情報を信じたまま性行為に走るのではなく、正しい知識を得てパートナーなどの大切な人とともに性感染症への対策を心掛けることが重要なことは言うまでもありません。

教育水準が高いとされる日本ですが、性教育については後進国とみなされています。一日も早くグローバルスタンダードに追いつき、10代のうちに系統的な性教育を行い、科学的に正しい知識が持てるようにしてほしいと思います。また、本文で述べましたが、最近の若者は、日本経済が低迷した結果、30年前より貧困に陥っています。風俗業でアルバイトをする女性が増加していることなどを考えると、生活苦をなくす方法も考える必要があるでしょう。

今のように性感染症が蔓延している状況では、とても日本は文明国だとはいえないと思います。性感染症の後遺症で子どもが産めず、国内の若者人口が減り続け、ついには経済最貧国になるような傾向を本当に憂いています。

そして、何より子どもたちには健やかに成長する権利があります。性感染症の正しい知識を伝えるのは、周囲の大人の義務だと思います。わが子や教え子、患者の健康や幸せな人生を願わない人はいないでしょう。そのために本書が少しでも役に立てれば幸いです。

著者記す

参考文献

- Okuda K,et al.(1974) The NBT test in Behcet's syndrome.N Engl J Med.290,915-6.
- Okuda K,et al.(1979) Genetic control of immune response to sperm whale myogio-bin in mice・Ⅱ,T lymphocyte proliferative response to the synthetic antigenic sites. J Immunol,123,182-8.
- Okuda K,et al.(1981) Hapten-specific T cell responses to 4-hydroxyl-3-nitro-phenyl acetyl. XI Pseudogenetic restrictions of hybridoma suppressor factors. J Exp Med.154,468-79.
- Okuda K,et al.(1981) Analysis of Tcell hybridomas.Ⅱ.Comparisons among three distinct types of monoclonal suppressor factors.J Exp Med.154,1838-51.

・Minami M.Okuda K,et al.(1982)　H-2K-H-21-and H-2D-restricted hybridoma contact sensitivity effector cells.Nature,297,231-3.

・Minami M.Okuda K,et al.(1983)　Analysis of T cell hybridomas.Ⅱ.Characterization of inducible suppressor cell hybridomas.J Exp Med,157,1379-95.

・Bukawa H.Okuda K,et al.(1995)　Neutralization of HIV-1 by secretory IgA induced by oral immunization with a new macromolecular mulicomponent peptide vaccine candidate.Nature Medicine,1,681-5.

・Ubolyam S.Okuda K,et al.(1994)　Evidence of three HIV-1 subtypes in subgroups of individuals inThailand.Lancet,344,485-6.

・Jounai N.Okuda K,et al.(2007)　The Age5-Age12conjugate associates with innate anti-viral immune responses.Proc Nat Acad Sci,USA,104.14050-55.

・Okuda K,et al.(2014)　Resent developements in preclinical DNA vaccination.（review）.vaccines 2,89-106.

・Fam,Shang,et,al.（2019） Elimination of mother-to-child transmission of syphilis change and solution.Maternal and Fetal Medicino,1,95-104. ほか
・日本性感染症学会誌「性感染症 診断・治療 ガイドライン２０１６」
・日本医師会雑誌 平成30年3月 第１４６巻・第12号 特集「性感染症—今、何が問題か」
・「現代性教育研究ジャーナル」No98「SNSによる「出会いの変化」が梅毒増加の原因か？」 鈴木陽介
・「現代性教育研究ジャーナル」No16「若年者の性感染症の現状と予防」今井博久
・日本赤十字秋田看護大学紀要・日本赤十字秋田短期大学紀要第20号「秋田県内の中学生・高校生を対象とした性教育講座の実際」志賀くに
・『この「感染症」が人類を滅ぼす』（幻冬舎）奥田研爾
・『新型ワクチン』（創英社／三省堂書店）奥田研爾
・『免疫学辞典』（東京化学同人）奥田研爾、矢田純一、大沢利昭、小山次郎
・『「若者の性」白書—第8回青少年の性行動全国調査報告—』（小学館）

・『続・人類と感染症の歴史ー新たな恐怖に備える』（丸善出版）加藤茂孝
・『感染症のはなし 新興・再興感染症と闘う』（朝倉書店）中島秀喜
・『性教育はどうして必要なんだろう？ 包括的性教育をすすめるための50のQ&A』（大月書店）浅井春夫、艮香織、鶴田敦子
・Medical note(https://medicalnote.jp/contents/160519)「今、何が問題となっているのか？HPVワクチン接種勧奨中止の現状」「子宮頸がん予防ワクチンに関する報道の問題点とWHOからの勧告」

性感染症《せいかんせんしょう》から子《こ》どもを守《まも》るために大切《たいせつ》なこと

2020年5月21日　初版第1刷

著　者……………………奥田研爾《おくだけんじ》
発行者……………………坂本桂一
発行所……………………現代書林
〒162-0053　東京都新宿区原町3-61　桂ビル
TEL／代表 03(3205)8384
振替／00140-7-42905
http://www.gendaishorin.co.jp/
ブックデザイン………吉崎広明（ベルソグラフィック）
イラスト………………栗田真里子
カバー・章扉写真……Swill Klitch/Shutterstock.com
編集協力………………有限会社　桃青社

印刷・製本：(株) シナノパブリッシングプレス
乱丁・落丁本はお取り替えいたします

定価はカバーに
表示してあります

ISBN978-4-7745-1850-3 C0047